Il Digiuno Intermittente per donne over 50

La guida completa per un digiuno intermittente per perdere peso rapidamente dopo i 50 anni.
Un libro facile per principianti senior, piano dietetico settimanale + idee pasto

Dott.ssa Gillian Keys Pomroy, Dott.ssa Anna Bernardi

Sommario

Introduzione

Quando una donna si avvicina a una certa età, il suo corpo inizia a cambiare con l'avanzare del processo di invecchiamento. Le donne sopra i cinquant'anni diventano bersagli ad alto rischio per vari problemi di salute e iniziano a trovare più difficile mantenere il proprio peso.

C'è stato interesse scientifico per il digiuno intermittente poiché la ricerca ha iniziato a scoprirne i numerosi benefici. La post-menopausa provoca molti cambiamenti in una donna tra cui aumento del grasso addominale, depressione, dolori muscolari e dolori articolari. Le donne sono inoltre a rischio più considerevole di diabete e malattie cardiovascolari. Questi sono solo alcuni dei sintomi che possono essere associati a una sindrome metabolica strettamente correlata all'insulino-resistenza e al prediabete.

La ricerca ha dimostrato che il digiuno intermittente nelle donne sopra i cinquant'anni potrebbe ridurre il rischio di diabete e può alleviare il dolore muscolare e articolare, in particolare il dolore lombare.

Potrebbe, inoltre, produrre un effetto antietà positivo che è un ulteriore vantaggio insieme a un migliore controllo del peso per ridurre il grasso della pancia.

Capitolo 1: Introduzione alla dieta a digiuno intermittente

Prima di iniziare qualsiasi dieta o cambiare drasticamente il tuo schema alimentare, è sempre consigliabile chiedere il parere di un medico. Ciò è particolarmente vero se si dispone di una condizione esistente, poiché quando è coinvolto il digiuno può interferire con i farmaci o la salute.

Cos'è la dieta a digiuno intermittente?

Il digiuno intermittente (IF) è quando una persona si astiene dal mangiare durante determinate ore della giornata. Durante le ore in cui la persona non digiuna, segue una dieta sana e irreggimentata. La dieta a digiuno intermittente non è tanto una dieta ma un cambiamento dello stile di vita.

Alcuni dei metodi di digiuno intermittente più popolari sono due o tre giorni alla settimana, a giorni alterni o ogni giorno durante le ore prestabilite. Il problema della dieta a digiuno intermittente è che non è necessario contare calorie, macronutrienti o ridurre determinati alimenti.

Non ci sono regole fisse oltre a non mangiare determinate regole e puoi mangiare ciò che ti piace durante la finestra temporale in cui non stai digiunando. Durante il periodo di digiuno, puoi bere acqua, tè e caffè.

Il digiuno intermittente è una dieta che può essere utilizzata per perdere peso, migliorare la composizione corporea e diminuire il grasso corporeo. È noto che ha molti altri benefici per la salute, specialmente per le donne di mezza età.

Il digiuno intermittente (IF) è un modello alimentare che alterna i periodi di **digiuno** e di alimentazione. Non specifica quali cibi dovresti mangiare ma piuttosto quando dovresti mangiarli. A questo proposito, non è una dieta in senso convenzionale ma descritta più accuratamente come un modello alimentare.

Storia della dieta a digiuno intermittente

Il padre della medicina moderna, Ippocrate di Cos, vissuto tra il 460 a.C. e il 375 a.C., praticava il digiuno. Il digiuno un antico metodo di guarigione insieme all'aceto di mele. Plutarco era un antico storico greco e uno scrittore, scrisse anche sul digiuno piuttosto che sull'uso della medicina. Anche Aristotele e il suo mentore Platone praticavano e credevano nel digiuno. (Digiuno - Una storia parte 1, nd)

Il digiuno è stato chiamato il "medico" interno in quanto tutti gli animali e gli esseri umani tendono ad allontanarsi dal cibo quando sono malati. Se sei mai stato davvero malato, saprai che l'ultima cosa a cui pensi è il cibo. È come se il digiuno fosse radicato nel DNA di una persona, una reazione istintiva naturale a una malattia antica come il tempo.

Dopo un pasto abbondante, il corpo riduce il flusso sanguigno al cervello in quanto spinge più sangue al sistema digestivo per aiutarlo a digerire un pasto abbondante. Si pensava che il digiuno migliorasse le capacità cognitive degli antichi greci. Ma non erano solo gli antichi greci e i grandi filosofi a credere nel digiuno, ma anche il fondatore della tossicologia, Filippo Paracelso.

Il digiuno è stato utilizzato per molti altri motivi oltre a quelli medici o anche per perdere peso. È stato anche usato per scopi spirituali, scopi religiosi, purificazione, purificazione e per fare dichiarazioni per una causa.

Il digiuno esiste da molti anni e lo sarà ancora per molti anni poiché gli scienziati hanno iniziato a interessarsi ai suoi numerosi benefici. I nostri antichi antenati che erano cacciatori-raccoglitori dovevano uscire ogni giorno in cerca di cibo. A volte non c'era cibo da trovare e quindi rimanevano per lunghi periodi senza mangiare. Di conseguenza, il corpo umano si è evoluto e adattato per essere in grado di rimanere senza cibo per giorni alla volta.

Il corpo funziona meglio quando è stato privato di cibo per un paio d'ore in quanto gli dà la possibilità di fare un po 'di pulizia interna.

Capitolo 2: Tipi di digiuno intermittente

Esistono diversi tipi o metodi di digiuno intermittente che possono essere abbastanza efficaci. Il trucco è scoprire qual è il migliore per te che si adatta alle tue esigenze e al tuo stile di vita.

I tipi più popolari di metodi di digiuno intermittente

Il digiuno ha periodi in cui non mangi e poi periodi chiamati cicli, schemi o finestre alimentari in cui una persona può mangiare. I seguenti metodi sono i più efficaci per la perdita di peso e sono i cicli di digiuno più facili da seguire.

16: 8 Metodo di digiuno intermittente

Il metodo di digiuno intermittente 16: 8 è anche noto come dieta di 8 ore in quanto digiuni per 16 ore al giorno e hai una finestra alimentare di 8 ore al giorno. Questo metodo è utilizzato da molte celebrità e uomini d'affari di alto livello, oltre ad essere una dieta di tendenza popolare sui social media.

È usato per ridurre il rischio di contrarre una malattia cronica, aiuta nella perdita di peso e aiuta con l'acutezza mentale. C'è un rischio con questo tipo di dieta e può portare a mangiare troppo entro la finestra di tempo limitata se una persona non mangia correttamente. Questo perché non vi è alcuna dieta o restrizione effettiva su ciò che si mangia o su quanto si mangia durante quella finestra di tempo.

Durante le 16 ore di digiuno una persona non può consumare nient'altro che bevande non zuccherate come acqua, tè o caffè. Non dovresti consumare bevande gassate, alcolici o altre bevande zuccherate perché non sono salutari per te. Possono anche portare a problemi di salute a causa di ciò che viene contenuto in questi tipi di bevande.

Durante le finestre per mangiare di 8 ore, una persona è libera di mangiare ciò che vuole. La maggior parte delle persone che seguono il metodo del digiuno 16: 8 trovano più facile digiunare durante la sera e durante la colazione il giorno successivo. Lasciando la loro finestra per mangiare di 8 ore per iniziare intorno a mezzogiorno o all'una. Per ottenere tutti i benefici di una dieta a digiuno intermittente, può essere utile seguire un programma di dieta adatto a te. Molte persone seguiranno diete come il piano alimentare cheto, gli osservatori del peso, le diete a basso contenuto di carboidrati e così via.

La dieta che scegli dovrebbe essere quella che è benefica per te e soddisfa le tue esigenze alimentari. Quello che non vuoi fare quando stai cercando di raccogliere i benefici del digiuno intermittente è riempirti di carboidrati vuoti e dolci. Piuttosto, sfrutta al massimo la tua finestra per mangiare e mangia in modo sano.

Questo metodo di digiuno intermittente non è proprio per i principianti e se vuoi provarlo dovresti provare una versione modificata di esso. Magari vai a 12:12, digiuna per 12 ore e mangia per 12 ore seguendo un piano alimentare sano. Solo digiunare con questo metodo non più di due volte a settimana quando inizi per la prima volta con il digiuno intermittente.

Metodo di digiuno intermittente 5: 2

La dieta 5: 2 è attualmente il metodo più popolare e praticato di digiuno intermittente ed è noto come dieta veloce. Michael Mosley, un giornalista britannico a cui è stato diagnosticato il diabete di tipo 2 nel 2012, è stato colui che ha reso popolare questo metodo. È riuscito a cambiare la sua vita perdendo 26,5 libbre in 12 settimane, il che lo ha aiutato a tenere sotto controllo il suo diabete di tipo 2.

Per tutta la vita, ci viene detto che la colazione è il pasto più importante della giornata. Ma chi dice che deve essere mangiato non appena ci alziamo o prendiamo qualcosa mentre corriamo fuori dalla porta per iniziare la giornata? Michael Mosley ha sviluppato la dieta 5: 2 credendo che una persona abbia bisogno di dare al proprio corpo un periodo di riposo dal cibo.

La convinzione della dieta è che quando una persona rimane senza cibo per più di 10 ore, il corpo entra in quello che viene chiamato bilancio negativo delle proteine o dell'azoto. Quando ciò accade, il corpo inizia a consumare e sbarazzarsi di vecchie proteine e non ne produce di nuove. Quando il corpo non riceve proteine sufficienti o di qualità, inizia a consumare ciò che riesce a trovare e passa alla modalità di riparazione cellulare.

Una cena anticipata e una colazione tardiva sono un buon modo per dare al corpo la possibilità di ripulirsi completamente e riparare ciò che deve essere riparato. Nella dieta 5: 2, una persona seguirà una dieta sana e normale per cinque giorni alla settimana. Gli altri due giorni seguiranno una dieta ipocalorica da 500 a 600 calorie al giorno.

Una persona può scegliere i due giorni della settimana più adatti a loro purché ci siano almeno uno o due giorni tra i giorni di digiuno. Ad esempio, digiunare il martedì, mangiare il normale numero di calorie richieste il mercoledì, quindi digiunare di nuovo il giovedì o il venerdì. Nei giorni di digiuno, una donna dovrebbe consumare circa 500 calorie e provare a fare due piccoli pasti per la giornata. Il miglior piano alimentare è fare colazione tardi e cenare presto per ottenere i migliori risultati.

Nei giorni in cui si mangia, è necessario seguire una dieta corretta e sana per perdere peso e godere di altri benefici per la salute della dieta insieme a un regolare esercizio fisico.

Metodo del digiuno a giorni alterni (ADF)

Il digiuno a giorni alterni o ADF è un metodo di digiuno eseguito in un periodo di 48 ore. Una persona digiunerà per 36 ore (un giorno e mezzo), quindi mangerà normalmente per la finestra di alimentazione di 12 ore. Naturalmente, le bevande non zuccherate come acqua, tè e caffè senza zucchero possono essere bevute ma nient'altro durante le 36 ore.

Durante la finestra di alimentazione di 12 ore, le persone possono seguire una dieta sana e normale o qualsiasi cosa desiderino. Esiste una versione più popolare di questo metodo di digiuno in cui le persone mangiano entro un certo periodo di tempo e possono consumare fino a 500 calorie. La dottoressa Krista Varady ha presentato la "Dieta a giorni alterni" dopo aver studiato il metodo del digiuno a giorni alterni.

I principianti ai metodi di digiuno trovano questa dieta a digiuno intermittente la più facile da mantenere. Ci sono stati alcuni studi che dimostrano che questo metodo è più efficace per le donne di mezza età nel perdere e controllare il proprio peso. Altri studi hanno dimostrato che potrebbe essere in grado di ridurre i marker di infiammazione e il grasso della pancia per coloro che sono obesi.

Il metodo del digiuno a giorni alterni ha dimostrato di funzionare con o senza una dieta a basso contenuto di grassi, ma è più efficace se combinato con un regolare esercizio fisico. Per fermare o ridurre la fame compensatoria, la versione modificata di questo metodo di digiuno è la più raccomandata. Mangiare 500 calorie al giorno in un determinato momento nei giorni di digiuno con questo metodo riduce la fame.

Mangia Smetti di mangiare Metodo di digiuno intermittente

Brad Pilon ha sviluppato questo metodo di digiuno dopo aver fatto ricerche su come influisce sul metabolismo. Il metodo di digiuno mangia stop mangia è diventato popolare dopo che ha scritto il suo libro popolare, *Eat Stop Eat* .

Questo metodo di digiuno richiede che una persona abbia due giorni alla settimana in cui digiuna. Questi giorni non devono essere giorni consecutivi e dovrebbero avere almeno uno o due giorni di consumo nel mezzo.

Sembra un po 'doloroso perché una persona deve impegnarsi a digiunare per 24 ore intere. Ad esempio, una persona potrebbe scegliere il lunedì e il giovedì come giorni di digiuno. Ciò garantisce che ci siano due giorni interi tra i loro giorni di digiuno. Scegli l'orario per iniziare il digiuno dal lunedì, che potrebbe essere alle 10 del mattino, il che ti dà il tempo di fare una buona colazione prima di iniziare il digiuno.

Il digiuno terminerebbe quindi alle 10 del mattino di martedì dove una persona può concedersi una buona colazione. Mangerebbero la loro dieta normale dalle 10:00 del martedì fino alle 10:00 del giovedì, quando ricomincerebbero a digiunare. Il digiuno si interrompe alle 10 del mattino di venerdì e per il resto del fine settimana, la persona segue la sua dieta normale.

Sebbene non ci siano requisiti dietetici effettivi per i giorni di non digiuno, si consiglia vivamente di seguire una dieta sana. O almeno fai scelte alimentari sane e scegli cibi che hanno carboidrati a rilascio lento da mangiare appena prima di iniziare il digiuno.

Indipendentemente dal metodo di digiuno scelto da una persona, è imperativo che si mantenga ben idratato. L'acqua è sempre la soluzione migliore, anche se un caffè o un tè non zuccherato può essere un bel cambiamento.

La dieta del guerriero

La dieta del guerriero è un metodo di digiuno intermittente piuttosto rigoroso in quanto segue una dieta a ridotto apporto calorico di 20 ore e una finestra di dieta senza restrizioni di 4 ore al giorno. Questa dieta si basa sulle abitudini degli antenati umani che andavano a caccia e a raccogliere durante il giorno. Questo sarebbe stato per la maggior parte della giornata a partire dalle prime ore del mattino per tornare quando il sole stava tramontando. Fu durante quelle poche ore prima che si addormentassero che avrebbero mangiato.

La dieta del guerriero si basa sul digiuno durante la notte e nel giorno successivo fino all'ora di cena. Quindi per 4 ore si raccomanda che una persona mangi cibi ricchi di nutrienti sebbene non vi sia alcun limite effettivo a ciò che una persona può mangiare durante questa finestra. Tuttavia, è consigliabile mangiare cibi buoni come molti cibi integrali. Gli alimenti non trasformati sono gli alimenti a cui mirare in questa dieta e la buona notizia è che non devi contare le calorie per 4 ore.

Dieta un pasto al giorno (OMAD)

Questo non è il metodo di digiuno consigliato per i principianti e non dovrebbe essere preso alla leggera. Prima di iniziare questa dieta, una persona dovrebbe prima verificare con il proprio consulente medico poiché si tratta di un metodo di digiuno 23: 1. Ciò significa che una persona non può consumare calorie per 23 ore del giorno e ha solo una finestra di alimentazione di 1 ora in cui mangiare.

Prima di provare questo metodo di digiuno, una persona dovrebbe imparare i momenti migliori della giornata per mangiare. Dovrebbero anche imparare quali sono i cibi migliori da mangiare entro la finestra di alimentazione di 1 ora. Dovrebbero anche farlo solo una o al massimo due volte a settimana, a meno che non sappiano davvero cosa stanno facendo.

Tuttavia, offre una rapida perdita di peso e non è troppo difficile da seguire. Inoltre, non è necessario contare le calorie sulla dieta. Nella finestra di 1 ora per mangiare, una persona può mangiare tutto il cibo che desidera. Ancora una volta le scelte alimentari sane sono sempre l'opzione migliore.

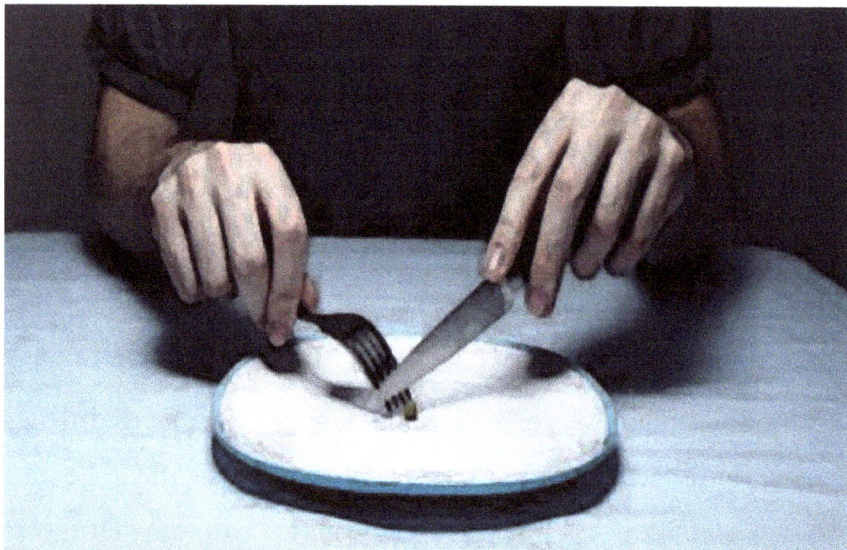

Capitolo 3: I benefici del digiuno per le donne sopra i 50 anni

Gli studi hanno dimostrato che il digiuno intermittente può essere estremamente utile per le donne in postmenopausa per aiutare a mantenere il loro peso. Ci sono alcuni vantaggi del digiuno intermittente per le donne di mezza età o le donne che stanno attraversando la menopausa, indipendentemente dalla loro età.

BENEFICI DEL DIGIUNO INTERMITTENTE DI 16 O 24 ORE :

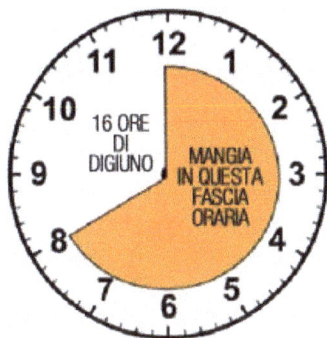

16 ORE DI DIGIUNO

MANGIA IN QUESTA FASCIA ORARIA

- AUMENTA L'ENERGIA
- POTENZIA IL SISTEMA IMMUNITARIO
- DISINTOSSICA IL FEGATO
- ABBASSA IL COLESTEROLO
- PREVIENE IL DIABETE
- FA PERDERE PESO
- MIGLIORA LE FUNZIONI CEREBRALI
- STIMOLA IL SONNO
- ELIMINA CELLLULITE E SMAGLIATURE

Perché per le donne oltre i 50 anni?

Le donne che si avvicinano alla post-menopausa (e talvolta anche già alla pre-menopausa) tendono ad accumulare grasso addominale. Inizieranno a notare che il loro metabolismo rallenta. Possono anche iniziare a sentire dolori e dolori alle articolazioni. I loro schemi di sonno iniziano a uscire completamente dalla routine lasciandoli sempre esausti. Poi c'è l'aumento di peso e anche un rischio maggiore di sviluppare malattie croniche come cancro, diabete e malattie cardiache che potrebbero portare ad attacchi di cuore.

C'è anche il rischio di malattie neurodegenerative, ictus e una costante sensazione di stanchezza. È noto che il digiuno intermittente ripristina l'equilibrio interno di una persona. Questo, a sua volta, aumenta il loro aspetto esterno, i livelli di energia e riduce lo stress mentre controllano il loro peso.

Perché le donne dovrebbero scegliere la dieta a digiuno intermittente?

Il digiuno intermittente è diventato una tendenza di stile di vita sano molto popolare, e per una buona ragione. Offre molti benefici per la salute e migliora lo stato d'animo di una persona e incoraggia una sensazione di benessere a tutto tondo.

Benefici del digiuno intermittente per le donne sopra i 50 anni

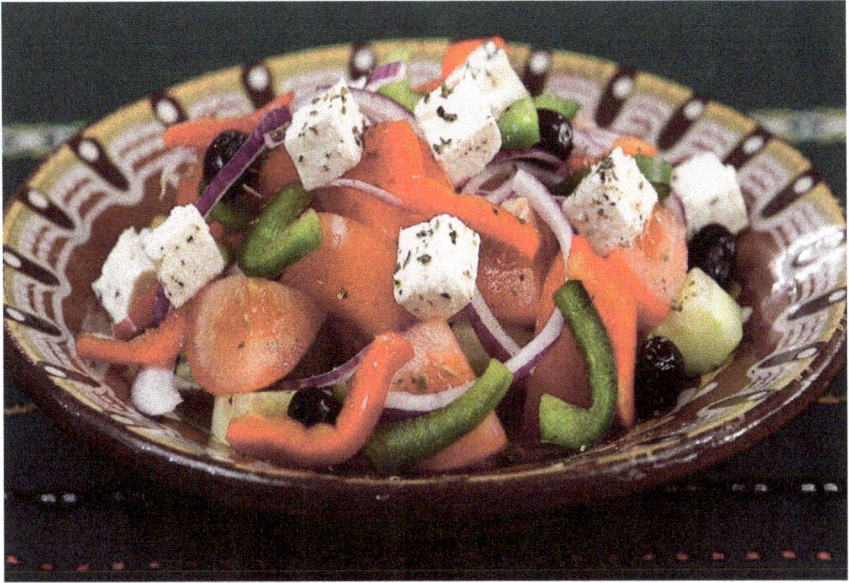

Quando le donne superano i 50 anni, la loro pelle inizierà a mostrare i segni dell'età. Potrebbero sentire che le loro articolazioni iniziano a far male senza motivo e improvvisamente il grasso della pancia si accumula come se avessi appena partorito. Ci sono così tante creme, diete ed esercizi sul mercato per rassodare la pelle e cercare di aiutare. Il fatto è che possono funzionare fino a un certo punto, ma poi il corpo colpisce uno scaffale e nulla sembra spingere una persona oltre. Questo fa esplodere la frustrazione facendo sì che le donne considerino alternative più drastiche e molto costose come la chirurgia. Il che di per sé pone molti più pericoli e rischi per le donne dai 50 anni in su.

Una persona non ha bisogno di andare sotto i ferri o morire di fame per riavviare il proprio sistema o cambiare forma. Il digiuno intermittente è un modo molto più economico e meno rischioso per farlo e non è nemmeno necessario apportare drastici cambiamenti alle abitudini alimentari. Bene, potrebbe essere necessario apportare alcune modifiche come eliminare il cibo spazzatura e mangiare più sano. Ma ancora una volta la dieta che una persona segue è una sua scelta personale e dipende dalla serietà con cui vuole diventare più sana.

Alcuni benefici per la salute del digiuno intermittente per le donne sopra i 50 anni includono:

Attivazione della riparazione cellulare

Il digiuno è noto per dare il via alla naturale funzione di riparazione cellulare del corpo, eliminare le cellule mature, migliorare la longevità e migliorare la funzione ormonale. Tutte cose che tendono a subire un duro colpo con l'avanzare dell'età. Questo può alleviare dolori articolari e muscolari e lombalgia. Poiché le cellule vengono riparate e il danno viene annullato, aiuta anche l'elasticità e la salute della pelle.

Aumenta la funzione cognitiva e protegge il cervello dai danni

Il digiuno intermittente può aumentare i livelli di un ormone cerebrale noto come fattore neurotrofico derivato dal cervello (BDNF). Può anche proteggere il cervello da danni come un ictus o il morbo di Alzheimer poiché promuove la crescita di nuove cellule nervose. Aumenta anche la funzione cognitiva e potrebbe difendere efficacemente una persona anche da altre malattie neurodegenerative.

Perdita di peso

Quando le persone hanno il grasso della pancia, può causare molti problemi di salute associati a varie malattie in quanto indica che una persona ha grasso viscerale. Il grasso viscerale è grasso che penetra in profondità nell'addome che circonda gli organi. Il grasso della pancia è terribilmente difficile da perdere, soprattutto per una donna che invecchia. È noto che il digiuno intermittente aiuta a ridurre non solo il peso, ma anche centimetri di oltre il cinque percento del grasso corporeo in circa ventidue-venticinque settimane (Barna, 2019).

Allevia lo stress ossidativo e l'infiammazione

Lo stress ossidativo è quando il corpo ha uno squilibrio di antiossidanti e radicali liberi. Questo squilibrio può causare danni sia ai tessuti che alle cellule nelle persone in sovrappeso e nell'invecchiamento. Può anche portare a varie malattie croniche come cancro, malattie cardiache, diabete e ha anche un impatto sui segni dell'invecchiamento. Lo stress ossidativo può innescare l'infiammazione che causa queste malattie.

Il digiuno intermittente può fornire al tuo sistema un riavvio, aiutando ad alleviare lo stress ossidativo e l'infiammazione in una donna di mezza età. Inoltre riduce significativamente il rischio di stress ossidativo e infiammazione per chi è in sovrappeso o obeso.

Rallenta il processo di invecchiamento

Poiché il digiuno intermittente dà un riavvio sia al metabolismo che alla riparazione cellulare, offre il potenziale per rallentare l'invecchiamento. Può anche prolungare la durata della vita di una persona di parecchi anni, specialmente se segue una dieta nutriente e un regime di esercizio insieme al digiuno intermittente.

Capitolo 4: Bilanciamento degli ormoni e aumento dell'energia

Il sistema endocrino è il sistema del corpo che produce ormoni. Gli ormoni sono potenti sostanze chimiche che trasmettono messaggi attraverso il corpo per regolare determinati processi. Gli ormoni sono necessari per la crescita, la fertilità, il metabolismo, il sistema immunitario e l'umore o il comportamento di una persona.

Ormoni

Con l'avanzare dell'età i nostri ormoni cambiano e il nostro corpo ne produce di più, meno di altri. Gli ormoni vengono prodotti in base allo stadio della vita della persona. Ad esempio, gli ormoni di un adolescente vengono prodotti per farli superare la pubertà. La fase successiva di sviluppo per il corpo umano in cui i capelli iniziano a svilupparsi in punti strategici. Il corpo di una donna cambia e inizia a prepararsi per la fase successiva, che è quella di produrre prole.

Durante la gravidanza, il corpo produce l'ormone umano della gonadotropina corionica (HCG). Così come l'ormone, gli estrogeni e il progesterone del lattogeno placentare umano

(HPL). Come la maggior parte delle persone sa, le donne sembrano ovunque sia fisicamente che emotivamente quando si aspettano. Ora sai perché con tutte queste sostanze chimiche estremamente potenti prodotte.

Le donne attraversano la perimenopausa di solito verso la metà dei quarant'anni. In questa fase, la produzione di estrogeni del corpo inizia a rallentare fino a quando non attraversano la menopausa. Durante la menopausa, il corpo smette di rilasciare uova, il che significa che una donna non è più in grado di riprodursi.

La maggior parte delle donne attraverserà la menopausa tra i cinquantuno ei cinquantadue anni. Può durare da uno a tre anni ei sintomi della menopausa possono includere:

- Il ciclo mestruale si è fermato per un anno o più.
- Problemi a dormire.
- Cattive sudorazioni notturne che possono inzuppare una persona.
- Pelle fastidiosamente secca o pruriginosa che sembra davvero avere mille formiche che ti strisciano addosso.
- Problemi con la minzione come il rilascio di piccole gocce durante lo starnuto, problemi di minzione e problemi di incontinenza.
- Infezioni del tratto urinario o secchezza che lascia una sensazione di bruciore.
- Diminuzione della libido e disinteresse per l'intimità.

- Alcune donne sperimentano vari gradi di letargia.
- Vampate di calore che fanno sentire una persona come se le porte dell'inferno si fossero aperte di fronte a loro. Questi si accendono all'improvviso senza preavviso in qualsiasi momento o luogo durante il giorno.

Alcune donne sperimenteranno tutti questi sintomi, alcune e altre potrebbero manifestarli in modo più lieve o per niente. La menopausa ei suoi sintomi sono molto simili a essere incinta senza partorire alla fine. Gli ormoni, o la loro mancanza, influenzano ogni donna in modo diverso. Dipende interamente da come il tuo corpo si adatta alla fase attuale del suo ciclo di vita.

È fondamentale cercare di bilanciare i tuoi ormoni. Un ormone che aumenta quando si pratica il digiuno intermittente è l'ormone della crescita. Non appena una persona smette di mangiare abbastanza a lungo , il corpo inizia a produrre questo ormone. È l'ormone inviato per riparare i tessuti ed è tipicamente chiamato la fonte dell'ormone della giovinezza per le sue qualità riparatrici. Sebbene non faccia molto per cambiare la menopausa, aiuterà a rallentare il processo di invecchiamento e ti aiuterà a trattenere i muscoli. Aiuta anche con la perdita di peso e il digiuno intermittente ha dimostrato di raddoppiare quasi questo ormone nel corpo.

Durante la menopausa, due ormoni che si squilibrano sono la melatonina e il cortisolo. Questi sono gli ormoni che devono essere sincronizzati, poiché la melatonina aiuta una persona a dormire e godere di un sonno di buona qualità. Mentre il cortisolo è l'ormone che aiuta una persona a svegliarsi, a sentirsi vigile e a mantenere la mente lucida. Uno squilibrio di questi due ormoni è solitamente dovuto a problemi di salute, ansia, stress e menopausa. Il digiuno intermittente insieme a una corretta alimentazione può aiutare nella produzione e nell'equilibrio di questi due ormoni.

L'omeostasi è il termine usato per l'equilibrio ormonale ed è vitale per una salute ottimale. Per avere successo con un programma di digiuno intermittente, è necessaria anche una dieta nutriente. Una volta che una donna raggiunge i cinquant'anni, è imperativo vivere uno stile di vita sano per assicurarti di goderti i tuoi anni d'oro al massimo della forma.

Le donne sopra i cinquanta dovrebbero sforzarsi di:

- Mangia bene ma in modo sano e fai scelte alimentari più intelligenti.
- Veloce nella loro zona di comfort e rendila parte della loro vita.
- Prendi degli integratori per assicurarti che assumano abbastanza vitamine e minerali.
- Prenditi cura della loro pelle implementando i trattamenti adeguati dentro o fuori dal sole.
- Indossare una protezione dal caldo quando si è fuori. Indossa un cappello per coprirti il viso e il

collo. Indossare una protezione solare, anche se 15 minuti buoni di luce solare diretta aumenteranno la vitamina D.

- Fai esercizio almeno due o tre volte a settimana, di più se puoi.
- La cosa più importante è bere molta acqua.

Energia

Gli ormoni possono influenzare allo stesso modo i livelli di energia di una persona. Durante i cicli mestruali, è noto che i livelli di energia aumentano e aumentano a causa dell'aumento dei livelli di estrogeni. Ma dopo il ciclo mestruale, i livelli di estrogeni diminuiscono drasticamente causando letargia. Quando le donne raggiungono la menopausa ei livelli di estrogeni iniziano a diminuire, le donne si sentono meno energiche ed estremamente stanche.

Un altro colpevole ormonale che contribuisce alla mancanza di energia di una donna in menopausa è il progesterone. Questo ormone diminuisce con l'età ed è uno dei motivi per cui le donne di mezza età hanno problemi a dormire. Il progesterone è usato per indurre l'ovulazione nelle donne più giovani, ma favorisce anche il sonno. Ovviamente, una donna che attraversa la mezza età non ha più bisogno di ovulazione, quindi il suo corpo non produce più di una volta.

Sebbene non lo producano nelle quantità di un uomo, il corpo di una donna produce anche testosterone. Il testosterone svolge un ruolo significativo nella produzione di globuli rossi nel corpo. I globuli rossi sono le cellule che trasportano l'ossigeno in tutto il corpo, che è un componente molto necessario nella promozione dell'energia. Come con molti altri ormoni, la menopausa limita anche la produzione di testosterone.

Livelli di stress elevati causeranno un aumento del cortisolo, che come discusso nella sezione precedente, saprai che mantiene una persona sveglia. Ciò influisce sui modelli di sonno, che è solo un altro fattore aggiuntivo che causa una mancanza di energia dovuta alla sensazione di stanchezza. Avrà anche un impatto sull'umore di una donna e le farà sentire orribili.

Esistono modi per aumentare i livelli di energia, ma il primo passo da compiere è misurare i livelli ormonali. Questo può essere fatto dal tuo consulente medico, da una clinica registrata o ci sono test a casa che puoi acquistare in farmacia. Chiedi a un farmacista quali sono i marchi migliori e più affidabili. Una volta che sai con cosa hai a che fare, ci sono alcuni metodi che puoi provare per aumentare i livelli di energia.

Non provare mai sostituti ormonali o bilanciamento degli ormoni senza il consiglio di un medico. Se non stai assumendo alcun farmaco o hai condizioni mediche preesistenti, puoi provare uno dei seguenti suggerimenti:

- Chiedi al tuo medico, nutrizionista o farmacista di consigliarti un multivitaminico di buona qualità. Assicurati di cadere nella routine di prenderli.

- Cambia lentamente la tua dieta con una che offra più nutrizione e sia d'accordo con il tuo sistema. Invecchiando, troverai cibi che potresti non essere più in grado di mangiare.

- Trova un momento tranquillo per dedicare dai dieci ai quindici minuti per meditare, liberare la mente e imparare l'arte della respirazione. I monaci tibetani hanno praticato anapanasati, che è la consapevolezza attraverso la respirazione.

- Ottieni abbastanza sonno di buona qualità. Potrebbe essere necessario apportare alcune modifiche alla tua camera da letto. Assicurati che il cuscino sostenga la tua testa e che il materasso stia facendo lo stesso per il tuo corpo. Porta tutti i dispositivi elettronici fuori dalla tua stanza, se usi il tuo telefono cellulare per un allarme assicurati che entri in modalità di sospensione. Invece di una TV, fai spazio a una sedia su cui rannicchiarsi e leggere. Leggere prima di andare a letto è un ottimo modo per distendersi e scivolare in un altro mondo per liberare la mente. Cerca di non fare sonnellini durante il giorno.

- Fai un po 'di esercizio almeno una volta al giorno, due volte se riesci a gestirlo. Non significa che devi correre una maratona o fare il Tour de France. Fai una passeggiata, un po 'di giardinaggio o fai un giro in bicicletta e guarda il paesaggio.

- Trova un nuovo hobby o prendine uno vecchio che avevi messo da parte. Se imposti la tua mente, preparerai automaticamente il tuo corpo all'azione.

- Ci sono integratori e determinati alimenti per aumentare naturalmente la tua energia. Qualunque cosa tu faccia, non provare bevande ad alto contenuto di caffeina o altri tipi di stimolatori di energia che trovi in un supermercato.

Ormai saprai che il prossimo consiglio sarà: bevi molta acqua. È un'ottima cura per molte cose, incluso il letargo. Se vuoi ottenere una piccola spinta in più, prova a usare un impacco di ghiaccio sul nervo vago nel collo per un minuto alla volta.

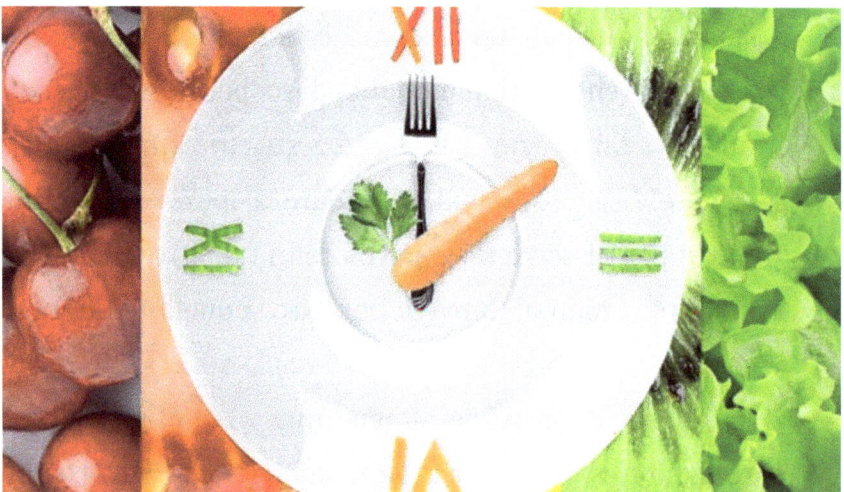

Capitolo 5: Perdita di peso definitiva e maggiore chiarezza mentale

È noto che mangiare sano, movimento, respirazione e digiuno stimolano la perdita di peso e liberano la mente.

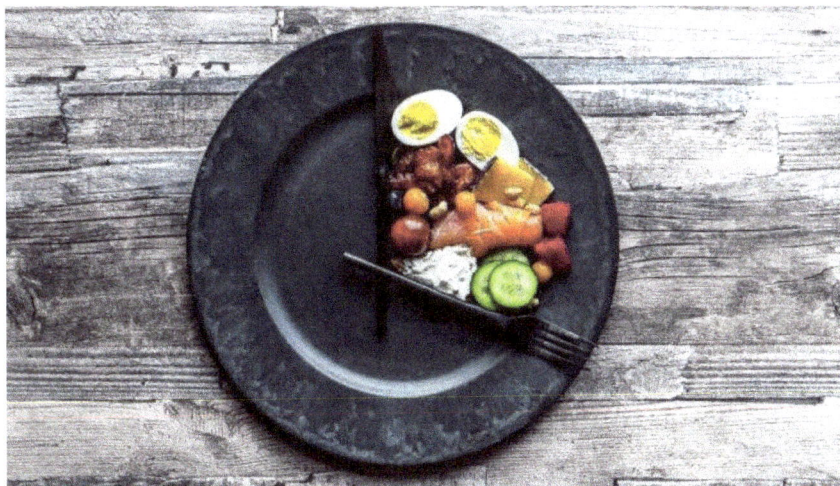

Perdita di peso

Perdere peso è davvero una mentalità. Devi essere motivato a volerlo ed essere pronto a farlo. Come qualsiasi altra cosa nella vita, devi essere mentalmente preparato per questo e desiderarlo abbastanza per andare avanti. Ci sono molti ostacoli nella vita e uno dei più grandi che dobbiamo superare sono i nostri blocchi mentali.

Una delle cose più grandi che ci trattengono è la paura, anche se non ci rendiamo conto di aver effettivamente paura di qualcosa. La paura reale è più facile da superare poiché il più delle volte sappiamo che è uno stato mentale irrazionale incarnato che ci fa paura. Come la paura delle altezze può essere la paura di cadere da quell'altezza e non dall'altezza stessa.

Invece di farci strada, lo evitiamo semplicemente o ci rannicchiamo da qualche parte in mezzo a una folla e sbirciamo il fantastico mondo dall'alto. È facile nascondersi dalle nostre paure di questi tempi. Poiché Internet ci consente di viaggiare, raggiungere la cima della montagna più alta o essere chi vogliamo essere. Possiamo fare tutto questo in sicurezza attraverso i nostri schermi dove sappiamo di non avere nulla da temere.

Perdere peso, mettersi in forma ed essere sani non è diverso. Prima di Internet, una persona avrebbe dovuto uscire e fare ricerche su cose come il digiuno. In realtà dovevi affrontare una persona, guardarla negli occhi e farti valutare.

La maggior parte dei digiuni per i programmi di perdita di peso dovrebbe essere eseguita da un professionista qualificato. Oggigiorno tutte le informazioni che desideri sono su Internet a portata di mano. Puoi raccoglierlo, fare tutto il lavoro sulle gambe e sistemare la tua strada. Il trucco è avere la forza d'animo di avviare effettivamente il programma e mantenerlo per raggiungere i tuoi obiettivi.

A differenza di un programma dimagrante controllato e veloce, l'unica persona che monitora il tuo programma sei tu. Quindi devi essere sia l'antagonista che il protagonista del tuo nuovo cambiamento di stile di vita. Sei tu quello che dovrà motivare, monitorare e mantenere il tuo programma. Non ci saranno stelle d'oro o pacche sulla schiena quando raggiungerai i tuoi obiettivi.

Quello che avrai invece è una sensazione di realizzazione insieme a iniziare a sentirti e ad avere un bell'aspetto. Devi esserne felice e realizzare che l'unico di cui hai bisogno per impressionare sei tu. L'unico a beneficiare del tuo nuovo cambiamento di stile di vita sarai tu. L'unico che può spingerti attraverso questo e portarti dove vuoi andare sei tu.

Anche le persone che seguono un programma monitorato devono rendersi conto che alla fine della giornata questo è tutto e per loro. I professionisti non ne ricavano nulla, tranne forse i soldi e un altro riferimento del cliente. È il loro lavoro, ma questa è la tua vita, il tuo benessere e la tua qualità di vita.

Libri di auto-aiuto, professionisti formati e qualificati, gruppi di sostegno e famiglia possono arrivare solo a un certo punto. È come salire in cima all'edificio più alto temendo le altezze. Perché andare lassù se non sei disposto a fare quel piccolo passo che ti permetterà di vedere per chilometri intorno a te? Finché non sei disposto a provare a fare quel passo, non ha davvero senso andare lassù. Proprio come il digiuno intermittente e il mangiare pulito, se non sei disposto a fare quel primo passo e impegnarti, non andrai da nessuna parte.

Fare tutto il lavoro di base per prepararsi per iniziare con il digiuno e una nuova dieta è come fare quel lungo viaggio fino in cima all'edificio. Potresti pensare: "Lo farò la prossima volta" o "Inizierò domani". Ma cosa succede se la prossima volta o domani è troppo tardi?

La procrastinazione è il peggior nemico di una persona e porta all'inevitabile se non altro all'affermazione. "Se solo" non aiuta nessuno e porta a depressione, bassa autostima e rimpianto. Ma l'energia "wow guardami adesso" porta a buonumore, alta autostima, energia piena di fiducia e vitalità. Sta cogliendo l'occasione per fare un passo avanti e avere fiducia che non cadrai solo per essere ricompensato con paesaggi mozzafiato e una sensazione di trionfo.

Può fare e farà gli atteggiamenti sono la strada per il successo. Perdere peso e digiunare sono principalmente una mentalità, metti la tua nel set corretto per raggiungere i tuoi obiettivi.

Fatevi venire voglia di provare nuovi gruppi di alimenti, entusiasmatevi di provare qualcosa di nuovo. Pensa a come ti senti dopo un buon scrub sotto la doccia o una giornata alle terme. Quanto ti senti pulito, brillante e nuovo. Quando vai a fare la spesa o ordini da un ristorante o guardi i menu della cena, pensa a sentirti pulito dentro.

Chiarezza mentale

Il digiuno aiuta con la chiarezza mentale in quanto dà al corpo il tempo di ripulirsi e fare molti lavori domestici riparativi. I lavori domestici sono difficili da fare quando il corpo deve digerire continuamente il cibo dalla mattina alla sera.

Iniziare a digiunare, come iniziare qualcosa di nuovo, è difficile e richiede molta disciplina e dedizione impegnata. La maggior parte delle persone che si sono allenate per tutta la vita e si sono attenute a stili di vita sani possono essere in grado di adattarsi al digiuno più rapidamente.

Ma come la dieta è una transizione mentale. Uno dei modi migliori per effettuare la transizione è iniziare con un'attività che equilibra e centra una persona. Alcuni buoni esempi di come trovare l'equilibrio sono la meditazione, l'arte della respirazione ed esercizi come lo yoga o il tai chi.

Meditazione di consapevolezza

Ci sono stati studi che dimostrano che la meditazione può essere benefica per la salute fisica e mentale. La consapevolezza arriva quando una persona diventa consapevole di tutto ciò che la circonda ed è presente nel momento senza essere stressata o sopraffatta.

Anche se ogni essere umano sul pianeta ha la capacità di essere consapevole, non tutti lo pratichiamo quotidianamente. Se pensi a qualcuno che ha esperienza in una disciplina addestrata come le arti marziali. Imparano a usare i loro sensi per essere consapevoli di tutti coloro che li circondano. Allenano i loro sensi a diventare vigili e possono effettivamente percepire il pericolo.

Gli animali selvatici usano questi sensi ogni minuto della loro vita per sopravvivere. Essendo stati predatori all'apice ed essendo stati viziati dal non dover cacciare o cercare cibo, i sensi degli esseri umani sono stati offuscati. Di conseguenza, la maggior parte di noi ha perso il contatto con più del mondo che ci circonda, ma anche con il nostro sé interiore.

La meditazione consapevole è intesa come un modo per risintonizzare quei sensi e svegliarli. Essere consapevoli può effettivamente ricablare la struttura fisica del cervello di una persona. La ricerca ha dimostrato che nel tempo la meditazione crea alcuni cambiamenti nella materia grigia del cervello. In un gruppo di studio di controllo, i partecipanti a uno studio di meditazione hanno riferito di essere meno stressati, si sentivano meglio in grado di affrontare la loro vita quotidiana dopo 27 ore di meditazione collettiva per un periodo di tempo. (Holzel, Carmody, Vangel, Congleton, Yerramsetti, Gard, Lazar, 2011)

La meditazione in sé è un viaggio che portiamo nella nostra mente. È imparare a esplorare l'affascinante sistema che è il nostro corpo. Comprendere la sua unicità, le sue simpatie e antipatie e di cosa ha bisogno. È una scoperta di sperimentare la piena sensazione dei nostri sensi, emozioni, così come i nostri pensieri.

Mescolare la consapevolezza con la meditazione dà a quel viaggio un'altra dimensione e ci costringe ad aprirci più di ciò che è dentro di noi. Ci aiuta anche a sperimentare ciò che ci circonda e come questo ci influenza a livello subconscio.

Una volta compresa la meditazione, scoprirai che puoi entrare e uscire da quello stato in qualsiasi momento e ovunque. Anche se è solo per un minuto o due per calmare la mente e ripristinare la calma. È in questi momenti che possiamo anche mettere in pratica la consapevolezza mentre prendiamo quel momento per concentrarci sul nostro respiro e su ciò che ci circonda.

La meditazione consapevole aiuta una persona a raggiungere la pace e la calma interiore. È un buon punto di partenza per fare il passo successivo verso il digiuno. È anche il luogo in cui puoi riprogrammarti per accettare il nuovo cambiamento dello stile di vita e abbracciare i numerosi benefici che porterà.

Il digiuno e la meditazione portano un grande equilibrio nello stile di vita di una persona. Queste pratiche sono state usate insieme per secoli. Sono stati usati da varie culture per purificare sia il corpo che l'anima. Se usati insieme possono diventare un potente strumento per capire quanto sia potente la connessione mente-corpo.

Imparare a respirare

Respirare è fatto come riflesso, infatti siamo così abituati a questo riflesso che difficilmente prestiamo attenzione al nostro respiro. In media una persona farà circa 23.000 respiri senza nemmeno rendersene conto. Bene, a meno che non ci sia un problema o un odore sgradevole intorno a noi.

Ai monaci buddisti viene insegnato a essere consapevoli del proprio respiro poiché coltiva il benessere fisico, mentale ed emotivo. Usano il respiro per aiutarli a raggiungere la consapevolezza, l'equilibrio e allineare la loro concentrazione. Il Buddha insegna che per ottenere i Quattro Fondamenti della Consapevolezza bisogna prima essere in grado di praticare la respirazione consapevole.

I quattro fondamenti della consapevolezza sono:

- Essere consapevoli del nostro corpo.
- Essere consapevoli della nostra mente e del subconscio.
- Essere consapevoli delle nostre emozioni, sentimenti e sensazioni.
- Essere consapevoli degli oggetti che sono nella nostra mente.

Imparare a usare correttamente il nostro respiro per centrarci ed equilibrarci alla consapevolezza aiuta a migliorare la concentrazione di una persona e quindi la sua attenzione. Diventando consapevoli del nostro respiro, gli permettiamo di fluire più liberamente, possiamo usarlo per controllare lo stress, il dolore e le emozioni. Può aumentare le nostre sensazioni e stabilire una maggiore consapevolezza dentro di noi e intorno a noi.

Imparare a usare il nostro respiro con la meditazione consapevole è uno strumento più potente per aumentare i benefici del digiuno intermittente. È anche un modo per prepararci ad accettare e ad affrontare il digiuno intermittente. Essere in grado di respirare e controllare il nostro respiro aiuta anche con la nostra forma fisica, può anche sollevare qualsiasi nebbia che offusca il cervello.

Se ti senti affaticato, irritato o stai esaurendo le energie, raddrizza il diaframma e pratica la respirazione. Una volta che sei consapevole del tuo respiro, puoi iniziare a realizzare i tuoi schemi di respirazione. Ad esempio, quando alcune persone si stressano, tendono a trattenere il respiro per periodi di tempo più lunghi. Quando sei ansioso o arrabbiato, il tuo respiro può diventare più rapido e il tuo battito cardiaco accelera.

Sapere come respirare per tenere sotto controllo le tue emozioni e il tuo corpo è un buon modo per alleviare lo stress, l'ansia e anche abbassare la pressione sanguigna.

Movimento

La meditazione consapevole e la respirazione possono essere combinate con la dolce arte del movimento. Puoi provare lo yoga che aiuta a rafforzare il tuo core, l'equilibrio e migliora il flusso sanguigno. Aiuta a purificare la mente, il corpo e l'anima mentre l'energia scorre attraverso di te.

Il tai chi è un'altra disciplina che esercita delicatamente il corpo, libera la mente, pratica la respirazione consapevole e consente all'energia di fluire attraverso di te. Il Tai Chi è utile per migliorare la postura, migliorare l'equilibrio fisico, aumentare la forza muscolare e la mobilità. È così delicato che può essere praticato anche negli anni avanzati.

Mettere tutto insieme

Se inizi con una delle tecniche di cui sopra e seguila. Sembrerà una progressione naturale alla fase successiva che sarebbe l'inizio del digiuno intermittente. Una volta che inizi a sentire i benefici del digiuno, della meditazione consapevole, della respirazione e del movimento, vorrai mangiare in modo sano.

Costruire te stesso per il successo è meglio farlo in più fasi che saltare in piedi prima. Stai stabilendo un nuovo modo di vivere una sezione alla volta. Adattare e modificare una parte del processo prima di passare al processo successivo fino a raggiungere il tuo obiettivo.

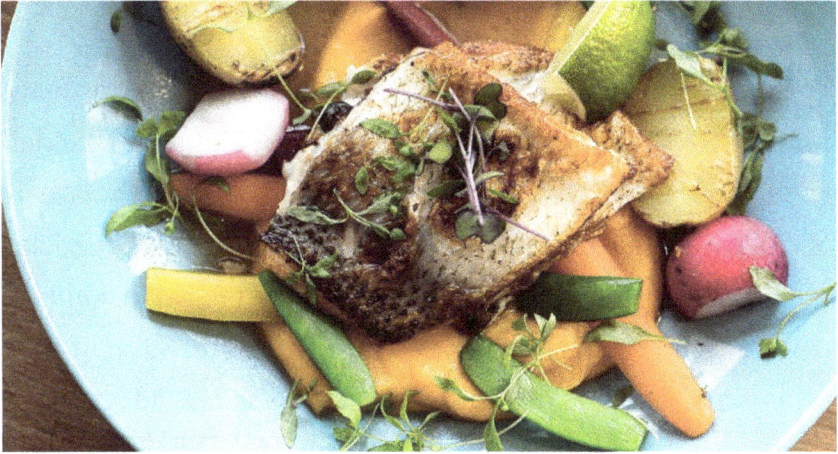

Capitolo 6: Cosa devi sapere

Ci sono alcune cose che una persona deve sapere prima di immergersi e procedere con il digiuno intermittente. Una delle prime cose è che potrebbe essere una buona idea fare un controllo generale e chattare con il tuo medico prima di iniziare il digiuno. Alcuni esami del sangue o un esame fisico completo possono stabilire una linea di base da cui iniziare. Sarai in grado di elaborare un piano di digiuno ideale e una dieta adeguata che includa eventuali integratori, micronutrienti e macronutrienti di cui potresti aver bisogno.

Perché la dieta a digiuno intermittente è molto più che una semplice perdita di peso

La dieta a digiuno intermittente è più di una semplice dieta. È una scelta di vita. Quando metti la parola dieta su qualcosa, automaticamente causa un blocco mentale. Questo è il primo ostacolo di una persona e uno che può essere rimosso abbastanza facilmente. Pensa piuttosto al digiuno intermittente come una scelta di stile di vita per migliorare la tua salute fisica, mentale e generale. La perdita di peso che può derivarne è un ulteriore vantaggio. Aumenterà anche la tua autostima e i livelli di energia che di per sé miglioreranno notevolmente la qualità della tua vita.

Il digiuno intermittente offre tutti i benefici per la salute già discussi in questo libro insieme all'apprendimento dell'autocontrollo che porta all'autodisciplina. Offre chiarezza mentale e ti mette in sintonia con il tuo corpo mentre impari a distinguere tra la vera fame e quella fame fantasma che richiede soddisfazione. Il digiuno intermittente ti fa sentire rinfrescato, pulito ed energizzato dall'interno verso l'esterno. Non è una sensazione che puoi ottenere dall'esercizio fisico, dalla disintossicazione o da uno stile di vita sano, può essere avvertita solo dopo un periodo di digiuno.

Dormi meglio, guarisci meglio, ti senti meglio, hai più energia e, poiché la tua mente non è annebbiata, puoi pensare in piedi. Di conseguenza, i tuoi livelli di stress diminuiscono quando l'ansia inizia a diminuire e ti senti di nuovo come una persona intera. Ma come per ogni cosa nella vita, viene fornito con avvertimenti come abbiamo sottolineato numerose volte in tutto il libro. Il digiuno intermittente potrebbe non essere adatto a tutti e, a seconda della tua salute, potresti aver bisogno di una versione modificata di uno dei metodi di digiuno.

Cosa devi sapere sul digiuno intermittente

Fino a quando non sarai ben addestrato al digiuno intermittente dovresti farti un programma dei tuoi giorni e tempi di digiuno. Il metodo di digiuno intermittente più semplice per iniziare è il metodo 5: 2. In questo metodo, mangi normalmente per 5 giorni alla settimana e poi digiuni per gli altri 2 giorni. Dovrai scegliere i due giorni della settimana più adatti a te, assicurandoti che ci siano almeno uno o due giorni tra i giorni di digiuno.

Durante i due giorni di digiuno della settimana, come donna, non dovresti consumare più di 500 calorie al giorno. Puoi consumare bevande che non contengono calorie come già discusso. Bevande come tè, caffè e acqua senza dolcificanti aggiunti. L'acqua è sempre l'opzione migliore in quanto ti fa sentire pieno ed è un'ottima fonte di idratazione

Piano di digiuno per 5: 2 combinato con 12:12

Quando inizi per la prima volta potresti voler avere un ciclo di quattro settimane.

Per esempio:

Settimana 1

I giorni di digiuno sono lunedì e giovedì. Il tempo di digiuno è di 12 ore con solo bevande non caloriche e 12 ore in cui puoi mangiare un massimo di 500 calorie al giorno (due pasti).

Per il lunedì inizia a digiunare alle 21:00 la domenica sera dopo aver mangiato una buona cena abbondante e smetti di digiunare alle 9:00 del lunedì mattina fino alle 21:00 del lunedì sera. Prendi un caffè o un tè non zuccherato per colazione alle 9:00, pranzo per un totale di 250 calorie alle 13:00 e poi cena alle 19 o 20:00 con 250 calorie. Martedì mattina puoi iniziare a mangiare normalmente per la giornata.

Per il giovedì inizia a digiunare alle 21:00 di mercoledì sera dopo aver gustato una bella cena sostanziosa. Segui lo stesso reggimento di digiuno di cui sopra e mangia normalmente dal venerdì.

Settimana 2

Scegli due diversi giorni della settimana come martedì e venerdì.

Per il martedì inizia a digiunare alle 21:00 il lunedì sera dopo una cena abbondante e segui lo stesso metodo del lunedì / giovedì sopra. Mangia normalmente il mercoledì e il giovedì per la giornata.

Venerdì si può ricominciare a digiunare alle 21 del giovedì sera dopo una buona cena. Segui lo stesso metodo di lunedì, giovedì e martedì sopra. Puoi ricominciare a mangiare normalmente sabato mattina.

Settimana 3

Scegli altri due diversi giorni della settimana come mercoledì e sabato. La maggior parte delle persone esita a dover digiunare il sabato, ma ci vuole grande disciplina e puoi sempre mantenere la domenica come giorno di non digiuno.

Mercoledì inizierai a digiunare alle 21 di martedì sera, seguendo lo stesso metodo dei giorni sopra, per ricominciare a mangiare normalmente giovedì mattina.

Sabato inizierai a digiunare alle 21 di venerdì sera. Segui lo stesso metodo dei giorni precedenti in cui puoi iniziare a mangiare normalmente la domenica mattina.

Settimana 4

Nella settimana 4 non dovresti digiunare, ma mangiare normalmente ogni giorno, quindi ricominciare la settimana di digiuno nella settimana successiva.

Giorni di non digiuno

Come con i metodi sopra, i giorni in cui non digiuni mangerete una dieta normale. Sebbene non ci siano regole dietetiche specifiche da seguire quando si mangia per giorni o si mangiano finestre, si consiglia vivamente di seguire una dieta buona e nutriente. Dopotutto, vuoi raccogliere tutti i benefici di questo stile di vita, vedere i risultati e sentirti meglio. Potresti comunque raccogliere alcuni dei benefici se mangi ciò che ti piace.

Per semplificarti la vita, scopri qual è il tuo apporto calorico giornaliero consigliato. Questo è determinato dalla tua altezza, struttura ossea, massa muscolare, dal modo in cui porti i depositi di grasso, nonché dalla tua età e sesso.

Una volta ottenuto, puoi scoprire quale dovrebbe essere il tuo apporto calorico settimanale.

Ad esempio, una donna media ha bisogno di 2.000 calorie al giorno per mantenere un peso sano, i giorni di digiuno sono il 25% delle 2.000 calorie (500 calorie).

2.000 calorie al giorno x 7 giorni = 14.000 calorie a settimana

500 calorie al giorno x 2 giorni di digiuno = 1.000 calorie a settimana per i giorni di digiuno

14.000 calorie a settimana - 1.000 calorie a settimana per i giorni di digiuno = 13.000 calorie a settimana

13.000 calorie a settimana / 5 giorni di non digiuno a settimana = 2.800 calorie per giorni di non digiuno

Dovresti mangiare entro il tuo importo calorico settimanale e non andare oltre. È meglio cercare di mantenere le calorie a 14.000 calorie a settimana e 2.000 calorie per giorni di non digiuno. Per aumentare davvero il tuo metabolismo, prova ad aumentare le calorie durante i giorni di non digiuno. Calorie in bicicletta è quando si mangiano 2.000 calorie un giorno, 1.000 calorie un altro giorno, quindi 2.250 calorie in un altro giorno, cioè i giorni di non digiuno.

Quando si ciclano le calorie, non si deve superare la quantità di calorie settimanale. Se inizi il ciclo di calorie di lunedì, hai solo fino a quella domenica sera per mangiare la tua quantità settimanale. Il lunedì successivo le tue calorie tornano a 14.000 calorie.

Scegli una buona dieta o fai scelte alimentari sane se intendi continuare con i tuoi normali schemi alimentari. Non è necessario apportare cambiamenti drastici, ma invece di cercare un bocconcino pieno di carboidrati vuoti, cercane uno che abbia un certo valore nutritivo. Non sono caricati con nulla di artificiale e hanno un sapore altrettanto buono. Prima che tu te ne accorga, avrai riqualificato la tua mente per optare piuttosto per l'alternativa più sana ai tuoi cibi o bevande preferiti.

Piano alimentare intermittente di 7 giorni

Un modo per seguire una dieta sana è pianificare in anticipo i pasti della settimana. In questo modo puoi fare la spesa in modo più efficiente poiché sai esattamente cosa vuoi comprare. È anche un ottimo modo per budget. Puoi preparare alcuni pasti in anticipo per risparmiare tempo e ti mantieni su un percorso alimentare sano.

Piano alimentare

Il seguente programma alimentare di 7 giorni è un esempio di ciò che puoi mangiare nei giorni di digiuno e nei giorni non di digiuno. Ricordati di rimanere entro il tuo limite calorico settimanale e scegli scelte più sane. Ad esempio, invece di prendere il gelato alla vaniglia intero, scegli a basso contenuto di grassi e senza zucchero. Scegli le mandorle crude invece di quelle salate e così via.

Giorno 1 - Giorno di digiuno 500 calorie assunte

9:00 Colazione - 0 calorie

Una tazza di caffè o tè senza zucchero.

1:00 PM Pranzo - 231 calorie

1 piccola patata al forno con ½ cucchiaino di burro e 2 cucchiaini di panna acida condita con ½ cucchiaino di erba cipollina fresca tritata.

Insalata di giardino con ¼ di tazza di lattuga iceberg, 1 gambo di sedano piccolo, 1 pomodoro medio e condire con 1 cucchiaino di aceto balsamico.

Cena delle 20:00 - 223 calorie

¼ di avocado medio, 1 cucchiaino di aceto balsamico e 1 fetta di pane tostato integrale.

Aggiungere la stessa insalata di giardino come sopra e aggiungere ¼ di cetriolo.

Giorno 2 - Indennità calorica di 2000 giorni non a digiuno

9:00 Colazione - 412 calorie

Frittata di 2 uova con 2 cucchiai di formaggio cheddar, 1 cucchiaino di cipollotto tritato e 1 cucchiaio di funghi champignon tritati.

1 fetta di pane tostato integrale con 1 cucchiaino di burro.

11:00 Spuntino - 166 calorie

½ tazza di yogurt greco magro, con 1 cucchiaino di miele biologico e ½ tazza di fragole tagliate a metà (fresche o congelate).

1:00 PM Pranzo - 491 calorie

6 germogli di asparagi grigliati e 1 filetto di salmone con burro al limone e salsa all'aneto.

1 ciotola di insalata Caesar con condimento e crostini di pane.

1 tazza di budino al caramello senza zucchero.

15:00 Snack - 150 calorie

2 cucchiai di formaggio feta, ¼ di tazza di olive, 2 cucchiai di ricotta a basso contenuto di grassi, 3 piccoli grissini.

Cena delle 20:00 - 698 calorie

1 cheeseburger alla griglia con 1 tazza di patatine fritte al forno con sale a basso contenuto di sodio a piacere.

1 tazza di gelato alla vaniglia senza grassi con ½ tazza di mirtilli (freschi o congelati) e ½ tazza di lamponi (freschi o congelati).

22:00 Snack - 66 calorie

½ tazza di more e 5 mandorle crude.

Giorno 3 - Indennità calorica di 2000 giorni non a digiuno

9:00 Colazione - 492 calorie

1 tazza di fiocchi d'avena biologici cotti, aggiungere ¼ di tazza di latte di mandorle non zuccherato, 1 banana a fette, ¼ di tazza

di frutti di bosco misti (congelati o freschi), 3 cucchiaini di miele biologico e 2 cucchiai di fette di mandorle crude.

11:00 Spuntino - 128 calorie

½ tazza di ricotta a pezzi grossi a basso contenuto di grassi con 2 cucchiaini di miele biologico, 2 cucchiai di more, 2 cucchiai di lamponi e 1 cucchiaio di anacardi crudi. Le bacche possono essere fresche o congelate e gli anacardi non devono essere salati.

1:00 PM Pranzo - 393 calorie

2 fette di pane integrale, 2 cucchiaini di burro, 2 fette di tacchino, 2 cucchiai di formaggio cheddar grattugiato, 1 cucchiaino di maionese magro, ¼ di pomodoro a fette, 2 foglie di lattuga e 2 cucchiaini di germogli di erba medica. Prepara un delizioso panino ripieno.

Affetta ¼ di mela, 5 chicchi d'uva, 2 cucchiai di yogurt greco magro, 1 cucchiaino di miele biologico, ¼ di cucchiaino di cannella macinata e ¼ di cucchiaino di pepe di Caienna per un pizzico di pepe extra (facoltativo). Mescola insieme in una ciotola da dessert per una delizia dopo il tuo panino.

15:00 Spuntino - 173 calorie

2 gallette di riso semplici, senza sale aggiunto, 2 cucchiai di formaggio spalmabile a basso contenuto di grassi, 1 cucchiaino di miele biologico e ¼ di cucchiaino di cannella in polvere. Spalmare un po 'di crema di formaggio su ogni torta di

riso, irrorare con un po' di miele e aggiungere un goccio di cannella in polvere sopra.

Cena delle 20:00 - 692 calorie

1 petto di pollo magro alla griglia (speziato secondo necessità e tagliato a pezzi), ¼ di tazza di riso selvatico cotto, ¼ di cucchiaino di zenzero macinato, ¼ di cucchiaino di cannella in polvere, ¼ di tazza di piselli freschi cotti , 3 cucchiai di cipolline a dadini e 1 cucchiaio a basso contenuto di grassi Maionese. Servire il pollo e il riso caldi, aggiungere il resto degli ingredienti dopo aver mescolato il riso e il pollo in una ciotola da tavola.

1 tazza di gelato alla vaniglia senza grassi con ½ tazza di fragole fresche tagliate a metà, 1 kiwi a dadini e ½ tazza di mango fresco a dadini. Condire con 1 cucchiaino di miele biologico e cospargere con tutte le spezie e anacardi crudi tritati.

22:00 Snack - 139 calorie

20 mandorle crude.

Giorno 4 - Giorno di digiuno 500 calorie assunte

9:00 Colazione - 0 calorie

Una tazza di caffè o tè senza zucchero.

1:00 PM Pranzo - 269 calorie

2 peperoni grandi (tagliati a metà), 3 cucchiai di riso selvatico cotto, 1 cucchiaino di capperi, ½ oz di petto di pollo magro grigliato sminuzzato e 2 cucchiaini di maionese a ridotto contenuto di grassi. Dividere il ripieno e farcire in modo uniforme tra ciascuna metà di peperone.

Cena delle 20:00 - 224 calorie

1 filetto di sogliola alla griglia con 1 cucchiaino di burro all'aglio.

Insalata dell'orto con 1 tazza di lattuga iceberg, 1 pomodoro medio tritato, ¼ di cetriolo, 1 cucchiaio di cipolline, ½ tazza di funghi champignon, 2 cucchiai di peperone giallo e 1 cucchiaio di aceto balsamico biologico.

Giorno 5 - Indennità calorica di 2000 giorni non a digiuno

9:00 Colazione - 528 calorie

2 uova strapazzate con 2 cucchiai di formaggio cheddar grattugiato, 2 cucchiai di mozzarella grattugiata e 1 cucchiaino di cipollotto tritato.

2 fette di pane tostato integrale con 1 cucchiaino di burro

1 mela media

11:00 Spuntino - 173 calorie

¼ di tazza di miscela di scia regolare

1:00 PM Pranzo - 523 calorie

1 tortilla integrale a basso contenuto di carboidrati ripiena di lattuga grattugiata, ½ pomodoro tritato, 4 pezzi di pancetta cotta e sbriciolata, ¼ di avocado tritato, 2 sottaceti tritati, 1 cucchiaio di maionese a basso contenuto di grassi.

1 pesca di media grandezza

15:00 Snack - 118 calorie

Frullato di frutti di bosco, 2 cucchiai di mirtilli, 2 cucchiai di more, 2 cucchiai di lamponi, ¼ di tazza di latte di mandorle biologico a basso contenuto di grassi e 4 cucchiai di yogurt greco a basso contenuto di grassi.

Cena delle 20:00 - 683 calorie

1 grande tortilla integrale, spalmare la base con 2 cucchiaini di concentrato di pomodoro biologico non zuccherato, guarnire con 4 cucchiai di mozzarella grattugiata, guarnire con 1 tazza di petto di pollo sminuzzato cotto, ½ pomodoro a fette sottili. Quindi guarnire con ½ cucchiaino di capperi, 1 cucchiaio di olive nere snocciolate, irrorare con 2 cucchiai di chutney di frutta e infine cospargere con 4 cucchiai di formaggio cheddar grattugiato. Metti la tortilla pizza in un forno preriscaldato e cuoci per circa 18-20 minuti o fino a quando non è marrone e gli ingredienti sono cotti.

1 banana grande tagliata longitudinalmente, ¼ di tazza di gelato alla vaniglia senza grassi, ¼ di frutti di bosco misti freschi o congelati, 1 prugna grande tagliata a pezzi, ½ pera tagliata a pezzi e 1 cucchiaio di cocco essiccato non zuccherato. Trasforma gli ingredienti in una banana boat e aggiungi il cocco essiccato.

22:00 Snack - 150 calorie

4 pezzi di cioccolato fondente.

Giorno 6 - Indennità calorica di 2000 giorni non a digiuno

9:00 Colazione - 348 calorie

In una ciotola da dessert o in un bicchiere da semifreddo aggiungere 4 cucchiai di muesli biologico senza zucchero, aggiungere 5 cucchiai di yogurt alla fragola senza grassi, aggiungere 1 cucchiaio di more, 1 cucchiaio di lamponi, 1 cucchiaio di mirtilli. Quindi aggiungere 4 cucchiai di yogurt greco senza grassi, aggiungere 1 cucchiaino di miele biologico, cospargere 1 cucchiaino di scaglie di mandorle tostate, 1 cucchiaino di semi di chia e 1 cucchiaino di cocco essiccato non zuccherato.

11:00 Spuntino - 183 calorie

1 barretta proteica al burro di arachidi

2 albicocche piccole

1:00 PM Pranzo - 413 calorie

1 ciotola di insalata Caesar di pollo con condimento e crostini di pane

1 banana grande

1 tazza di uva

15:00 Snack - 184 calorie

¼ tazza di olive

½ tazza di cavolfiore fresco diviso in cimette

½ tazza di carote tagliate a bastoncini

½ tazza di cetriolo tagliato a bastoncini

¼ di tazza di tzatziki

Cena delle 20:00 - 653 calorie

1 petto di pollo arrosto, 4 patate arrosto, ½ tazza di mais cotto, ½ tazza di carote cotte e ½ tazza di piselli cotti

1 tazza di gelato alla vaniglia senza grassi condita con 2 cucchiaini di cacao in polvere biologico, 2 cucchiaini di miele biologico e 1 cucchiaio di anacardi crudi non salati.

22:00 Snack - 150 calorie

4 pezzi di cioccolato fondente.

Giorno 7 - Indennità calorica di 2000 giorni non a digiuno

9:00 Colazione - 399 calorie

1 mela tritata, 1 prugna tritata, ¼ di papaia tritata, 1 banana a fette, ¼ di tazza di fragole fresche tagliate a metà, ¼ di tazza di mirtilli, 1 cucchiaino di semi di girasole e 2 cucchiai di yogurt greco alla vaniglia magro.

1 bicchiere di latte di cocco leggero biologico non zuccherato.

11:00 Spuntino - 150 calorie

4 pezzi di cioccolato fondente.

1:00 PM Pranzo - 657 calorie

1 ciotola di zuppa di pollo con 2 fette di pane tostato integrale e 2 cucchiaini di burro.

1 piccola insalata verde.

1 tazza di budino al caramello senza zucchero con ½ tazza di gelato alla vaniglia senza grassi.

3:00 PM Spuntino - 228 calorie

3 cracker Graham con 1 cucchiaio di Nutella.

Cena delle 20:00 - 795 calorie

1 hamburger di pollo alla griglia con 1 tazza di patatine fritte al forno con sale a basso contenuto di sodio a piacere.

1 piccola insalata verde.

1 fetta di cheesecake, 1 cucchiaio di panna montata senza zucchero e 1 cucchiaino di noci di macadamia.

22:00 Snack 104 calorie

½ tazza di more, ½ tazza di lamponi e ¼ di mirtilli.

Riepilogo delle calorie del piano alimentare di 7 giorni

Giorno 1 (giorno di digiuno) = 454 calorie in totale, ovvero 46 calorie in meno rispetto all'indennità giornaliera.

Giorno 2 (giorno di consumo normale) = 1 983 calorie in totale, ovvero 17 calorie in meno rispetto all'indennità giornaliera.

3 ° giorno (giorno di consumo normale) = 2 017 calorie in totale, ovvero 17 calorie in più rispetto all'indennità giornaliera.

Giorno 4 (giorno di digiuno) = 493 calorie in totale, ovvero 7 calorie in meno rispetto all'indennità giornaliera.

5 ° giorno (giorno di consumo normale) = 2 175 calorie in totale, ovvero 175 calorie in più rispetto all'indennità giornaliera.

6 ° giorno (giorno di consumo normale) = 1 931 calorie in totale, ovvero 69 calorie in meno rispetto all'indennità giornaliera.

7° giorno (giorno di consumo normale) = 2 333 calorie in totale, ovvero 333 calorie in più rispetto all'indennità giornaliera.

Calorie totali per la settimana = 11.386 calorie, ovvero 2614 calorie in meno rispetto al totale settimanale.

Come puoi vedere dal piano alimentare, puoi mangiare ottimi pasti, con il dessert ed essere comunque ben al di sotto dell'apporto calorico raccomandato per la settimana. Tutto quello che devi fare è fare scelte alimentari più sane quando fai la spesa, quando esci a mangiare o a una cena.

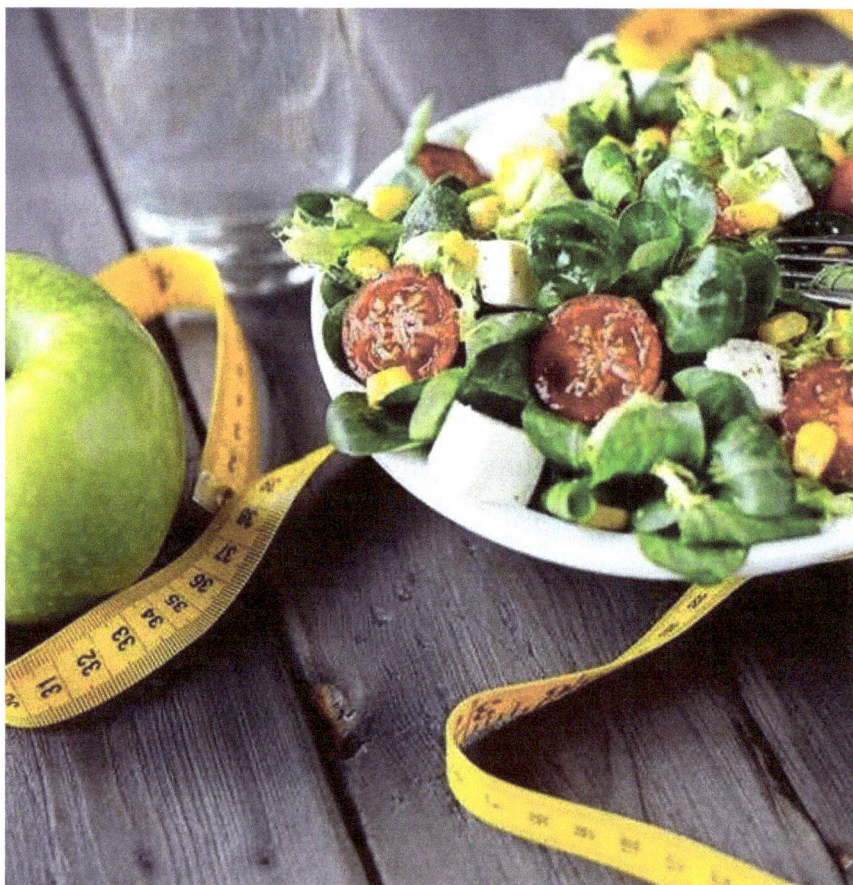

Capitolo 7: Idee per colazione, pranzo e cena

Mangiare sano integra notevolmente il tuo nuovo stile di vita a digiuno. Ma devi anche assicurarti di assumere abbastanza nutrimento anche nella tua dieta.

Mangiare in modo nutriente per le donne dai 50 anni in su

Come donna, il tuo corpo ha determinati bisogni nutrizionali che devono essere soddisfatti per mantenere una buona salute. Puoi ottenere una buona fonte di queste vitamine e minerali attraverso gli integratori, ma niente batte il modo più naturale attraverso le fonti di cibo.

Molte donne tendono a non soddisfare le loro esigenze nutrizionali quotidiane. Ottenere le giuste esigenze nutrizionali può anche migliorare i livelli di energia, l'umore e aiutare a controllare l'aumento di peso. Man mano che il tuo corpo invecchia, devi aiutarlo a mantenerlo correttamente funzionante con la corretta alimentazione. Può anche aiutarti durante la menopausa e oltre per assicurarti una buona qualità della vita.

Quando si digiuna, è molto importante assumere il maggior numero possibile di nutrienti giornalieri raccomandati. Questi aiutano il corpo a produrre ormoni ed energia, mantenere la pelle sana, promuovere denti, capelli, unghie e ossa sani.

La RDA (dose giornaliera raccomandata) dei nutrienti vitali per le donne dai 50 anni in su è:

Calcio - 1.200 mg al giorno

Il calcio è necessario per ossa forti e denti sani. Aiuta anche a regolare il battito cardiaco e una sua carenza colpisce i denti, le ossa e l'umore. Non assumere abbastanza calcio può portare all'osteoporosi. Questo perché il corpo inizierà a prendere il calcio dalle ossa per aiutare la normale funzione cellulare.

Gli alimenti ad alto contenuto di calcio includono:

- Yogurt greco a basso contenuto di grassi
- Latte intero, latte scremato, 2% di latte o latte a ridotto contenuto di grassi (trova una varietà arricchita con vitamina D).
- Formaggi: cheddar, mozzarella, crema di formaggio, feta, parmigiano e ricotta
- Tofu che afferma che è fatto con solfato di calcio
- Latte di noci
- Latte di soia
- Cavolo riccio, broccoli, cavolo cinese e rape

- Salmone, gamberetti e sarde
- Arance e fichi
- Cereali fortificati
- Fagioli al forno o la maggior parte dei fagioli in scatola

Ferro - 8 mg al giorno

Il ferro è un nutriente importante di cui il corpo ha bisogno per mantenere sani i capelli, la pelle, le unghie e l'emoglobina. L'emoglobina è il composto che ossigena il sangue. Una carenza di ferro può causare anemia che può far sentire una persona debole e letargica.

Gli alimenti ad alto contenuto di ferro includono:

- uva passa
- Peperoni
- Verdure a foglia verde come gli spinaci
- Uova (bollite)
- Anacardi
- Patate
- Broccoli, piselli e fagiolini
- Tonno, ostriche, sarde e muscoli
- Tacchino e pollo
- Fegato
- Manzo
- Fagioli rossi, fagioli bianchi, lenticchie e ceci

- Pomodori
- Pane
- tofu
- Noci e semi
- Un po 'di frutta secca
- Cereali da colazione
- Cioccolato fondente

Magnesio - 400 mg al giorno

Il magnesio è un nutriente necessario per aiutare a mantenere le ossa e i denti sani. Aiuta anche a garantire che i tuoi sistemi nervosi e muscoli funzionino correttamente. Il magnesio è necessario per supportare i livelli di insulina adeguati e la salute del cuore.

Gli alimenti ad alto contenuto di magnesio includono:

- Avocado
- Cioccolato fondente
- Noci e semi
- La maggior parte della frutta soprattutto lamponi, banane e fichi
- Ceci, fagioli, fagioli al forno e fagioli neri
- Piselli, broccoli, cavoli, fagiolini, asparagi e carciofi
- Tonno, sgombro, salmone e sarde
- Pane, avena e riso integrale

- Cacao (crudo biologico)
- tofu
- Verdure a foglia verde come cavoli, spinaci e lattuga

Vitamina A - 700 mcg al giorno

La vitamina A è una vitamina multifunzionale che svolge un ruolo importante nel mantenere gli organi interni, i reni, i polmoni e il cuore funzionanti come dovrebbero. Supporta anche il sistema immunitario, il sistema riproduttivo e la vista.

Gli alimenti ad alto contenuto di vitamina A includono:

- Fegato
- olio di fegato di merluzzo
- Tonno, sgombro, trota e salmone
- Burro
- Formaggio, soprattutto formaggio di capra
- Uovo sodo
- Patate dolci, zucca e carote
- Spinaci, broccoli, peperone e lattuga
- Meloni e pompelmo

Vitamina C - 75 mg al giorno

La vitamina C è un'altra vitamina che svolge un ruolo cruciale in molte operazioni all'interno del corpo. Aiuta il sistema immunitario, ripara il tessuto cellulare, è vitale per la crescita e il normale sviluppo. Aiuta il corpo ad assorbire il ferro e si occupa della cura di ossa, denti e muscoli. Svolge un ruolo importante nella salute della pelle in quanto aiuta con la creazione di collagene e la guarigione delle ferite.

Gli alimenti ad alto contenuto di vitamina C includono:

- Arance
- Clementine
- Pompelmo
- Kiwi
- ananas
- Albicocche
- Manghi
- Guaiava
- Fragole
- Papaia
- Peperoni
- cavolo
- Cavoletti di Bruxelles
- Broccoli
- Cavolfiore
- Meloni gialli
- Peperoncini

Vitamina B-6 - 1,5 mg al giorno

Le vitamine del gruppo B lavorano insieme per aiutare il metabolismo, la crescita, la funzionalità epatica e la creazione di cellule del sangue. La vitamina B-6 viene utilizzata nella produzione dell'ormone del sonno, la melatonina.

Gli alimenti ad alto contenuto di vitamina B-6 includono:

- Arachidi
- Uova
- Pesce
- Pollame
- Carne di maiale
- Pane
- Cereali integrali
- Cereali fortificati
- Patate
- Latte
- Verdure
- Semi di soia

Vitamina B-9 (folato) - 400 mcg al giorno

Le vitamine del gruppo B lavorano insieme e con altri nutrienti per creare globuli rossi. Il folato è anche un'importante vitamina che assicura che il ferro sia adeguatamente assorbito e utilizzato nel corpo. La vitamina B-9 è utilizzata per aiutare a regolare i livelli ematici di omocisteina di aminoacidi.

Gli alimenti ad alto contenuto di vitamina B-9 includono:

- Frutti di mare
- Uova
- La maggior parte della frutta fresca
- La maggior parte dei succhi di frutta freschi
- Fegato
- Arachidi
- Fagioli
- Cereali integrali
- Semi di girasole
- Broccoli
- Cime di rapa
- Asparago
- Spinaci
- cavoletti di Bruxelles
- Lattuga
- Fagioli verdi

Vitamina B-12 - 2,4 mcg al giorno

La vitamina B-12 aiuta a prevenire l'anemia poiché aiuta il corpo ad assorbire e utilizzare correttamente il ferro. Aiuta nella produzione di DNA e regola le cellule del sangue e il sistema nervoso.

Gli alimenti ad alto contenuto di vitamina B-12 includono:

- Reni
- Fegato
- Manzo
- Altri organi di animali commestibili
- Sardine, tonno, trota, aringa e salmone
- Vongole, gamberi, cozze, granchi e ostriche
- Prodotti lattiero-caseari fortificati
- Uova
- Prosciutto e maiale
- Pollo e tacchino
- Yogurt greco semplice
- Ricotta, crema di formaggio, ricotta e mozzarella
- Lievito nutrizionale

Vitamina D - 15 mg al giorno

Una delle funzioni principali della vitamina D è aiutare il corpo ad assorbire il calcio per garantire ossa e denti sani. Supporta anche il sistema immunitario, promuove una buona salute della pelle, può ridurre la depressione e può aumentare la perdita di peso.

Gli alimenti ad alto contenuto di vitamina D includono:

- Alcune noci e semi contengono vitamina D.
- Fegato di manzo
- Tuorlo d'uovo
- Tonno, salmone e sgombro
- Prodotti lattiero-caseari fortificati
- Cereali fortificati

Vitamina E - 15 mcg al giorno

La vitamina E è come la sostanza nutritiva del corpo. È usato per aiutare a combattere i batteri nocivi, protegge le cellule dai danni, è un antiossidante e rinforza il sistema immunitario. La vitamina E è fondamentale anche per una pelle più soda e dall'aspetto più giovane.

Gli alimenti ad alto contenuto di vitamina E includono:

- mandorle
- pinoli
- Arachidi
- Semi come i semi di girasole
- Spinaci
- Broccoli
- Zucca Butternut
- Avocado
- kiwi

- Manghi
- Gamberetto
- Aragosta
- Trota, salmone e merluzzo
- Oca
- Olio d'oliva

Vitamina K - 90 mcg al giorno

La vitamina K è un nutriente importante che aiuta il metabolismo osseo e controlla i livelli di calcio nel sangue. È anche un agente molto importante che aiuta nella produzione di protrombina, una proteina utilizzata nella coagulazione del sangue.

Gli alimenti ad alto contenuto di vitamina K includono:

- bietola
- Senape
- cavolo
- Spinaci e broccoli
- Fegato
- Le prugne
- kiwi
- Formaggi a pasta dura
- Avocado
- Piselli verdi

- Cavolo
- Broccoli

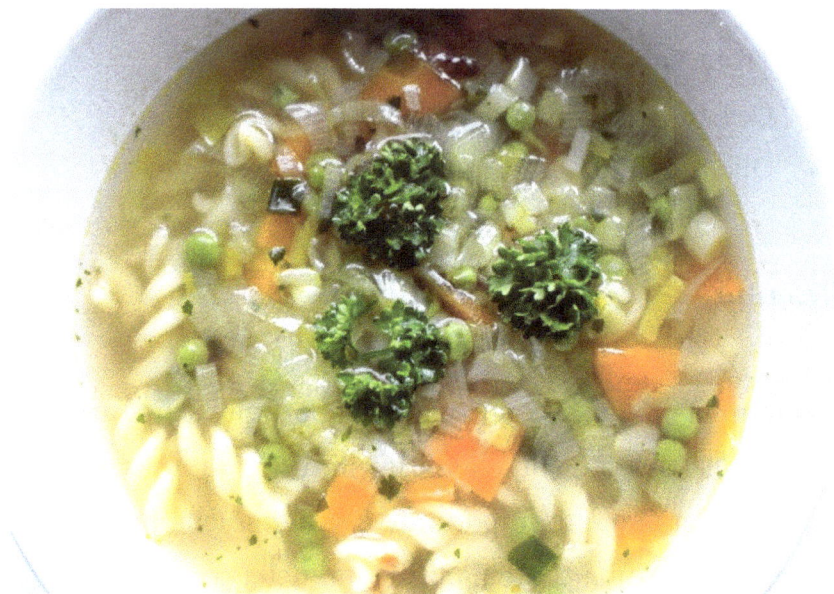

Idee per mangiare sano

Durante il digiuno dovresti provare a fare colazione più tardi nel corso della giornata se digiuni tutta la notte.

Se hai scelto il piano alimentare a digiuno che consente a una persona di consumare un numero limitato di calorie al giorno, prova a mangiare solo due pasti al giorno: pranzo e cena. Ma se devi fare colazione, rendila più piccola, prendi non più di 50 calorie dal pranzo e 70 dalla cena. È meglio mantenere il pasto serale più leggero di quello pomeridiano poiché hai bisogno dell'energia del pranzo per affrontare l'intera giornata.

Piano di digiuno senza restrizione calorica

Bere molta acqua che può essere infusa con la menta. La menta ti tiene sveglio e dona all'acqua un buon sapore, ma non puoi mettere nulla per addolcirla nell'acqua.

Bevi tè o caffè senza dolcificanti, zucchero, panna o aromi. Puoi aggiungere un pizzico di pepe di Caienna nella bevanda per dargli un calcio e aiutare a bruciare calorie.

Piano di digiuno con restrizione calorica

Il giorno di digiuno con finestre alimentari a ridotto contenuto calorico si basa su 500 calorie al giorno.

La ripartizione per la restrizione del giorno di digiuno di 500 calorie sarebbe:

Con una piccola colazione

- Colazione = 130 calorie
- Pranzo = 200 calorie
- Cena = 170 calorie

Solo pranzo e cena

- Colazione = 0 calorie

- Pranzo = 250 calorie
- Cena = 250 calorie

Giorni di consumo normale (non digiuno) o idee di cibo durante la finestra

Le idee alimentari per i giorni senza digiuno si basano su una media di 2.000 calorie al giorno. Se vuoi perdere peso, dovresti ridurre il consumo di calorie a circa 1.500 calorie al giorno.

La ripartizione per il normale consumo giornaliero di 2.000 calorie al giorno (14.000 calorie a settimana) sarebbe:

- Colazione = 500 calorie
- Spuntino di metà mattina = 200 calorie
- Pranzo = 500 calorie
- Spuntino di metà pomeriggio = 200 calorie
- Cena = 500 calorie
- Spuntino leggero prima di coricarsi = 100 calorie

Bevi sempre un bicchiere di acqua calda prima di andare a dormire. L'acqua calda aiuta a prevenire i crampi notturni, ad alleviare il dolore e aiuta a liberare il corpo dalle tossine indesiderate. Questo perché l'acqua calda è ottima per la circolazione. Ti manterrà idratato anche durante le lunghe ore della notte, il che a sua volta ti aiuterà ad avere un riposo notturno di buona qualità.

Idee salutari per la colazione

Di seguito sono riportate alcune idee semplici e veloci per una colazione salutare per iniziare bene la giornata.

Digiuno senza calorie limitate

Questo di solito viene fatto durante la sera e fino a metà mattina del giorno successivo. Se dura un giorno, ci sono finestre di non digiuno in cui una persona può mangiare normalmente. Vedi le idee salutari non a digiuno per le normali idee per la colazione del giorno.

Digiuno con calorie limitate (da 100 a 130 calorie)

Le seguenti ricette sono 130 calorie e meno.

Yogurt al mango ai mirtilli - 97 calorie

- 1 mango piccolo tritato
- 1 oz di mirtilli (freschi o congelati)
- 4 cucchiai di yogurt greco senza grassi
- un pizzico di cannella in polvere

Versare lo yogurt in un bicchiere da semifreddo o in una ciotola da dessert, aggiungere il mango ei mirtilli tritati. Aggiungi un pizzico di cannella per il gusto e per aggiungere un po 'di dolcezza.

Scramble di funghi bianchi d'uovo - 93 calorie

- 3 cucchiai di funghi champignon freschi tritati
- 3 albumi d'uovo freschi
- 1 cucchiaino di olio di cocco per cucinare
- sale a basso contenuto di sodio e pepe nero a piacere

Scalda l'olio di cocco in una padella a fuoco medio. Aggiungere gli albumi e i funghi mescolando fino a farli strapazzare, quindi servire ben caldi.

Tazza fredda di anguria, pompelmo, kiwi e melograno - 100 calorie

- 1 cucchiaio di semi di melograno
- ½ kiwi sminuzzato
- ½ pompelmo piccolo
- ¼ di tazza di anguria fresca ghiacciata a cubetti

Congela l'anguria la sera prima. Aggiungi tutta la frutta tritata in una ciotola di cereali o dessert e goditi una macedonia di frutta fresca per colazione.

Mandorle, banana e miele - 129 calorie

- 1 piccola banana affettata
- 1 cucchiaio di fiocchi di cocco biologici
- 1 cucchiaino di miele biologico

Affetta la banana e aggiungila a una ciotola di cereali o dessert. Condire con miele biologico, cospargere i fiocchi di cocco e gustare.

Frullato misto di frutti di bosco e cocco - 121 calorie

- 3 cucchiai di mirtilli
- 3 cucchiai di lamponi
- 3 cucchiai di more
- 2 cucchiaini di cocco grattugiato non zuccherato
- ¼ di tazza di acqua di cocco non zuccherata
- ½ tazza di acqua minerale naturale
- 1 cucchiaino di miele biologico
- un pizzico di cannella a piacere

Aggiungi tutti gli ingredienti in un frullatore. Frulla fino a ottenere un frullato denso e liscio. Aggiungilo a un bicchiere e bevi o mettilo in un contenitore da portare con te.

Idee salutari per la colazione per i normali giorni di alimentazione (500 calorie e meno)

Queste semplici ricette per la colazione sono ricche di sostanze nutritive e contengono solo 500 calorie o meno.

Insalata per colazione con uova sode, avocado e ravanello rosso, rucola - 471 calorie

- ½ avocado a cubetti
- ¼ di cetriolo affettato
- ¼ tazza di rucola
- ¼ di tazza di spinaci baby in foglie
- 3 ravanelli grandi tagliati a rondelle
- 2 uova sode, tagliate a metà
- 4 cucchiai di ricotta a pezzi senza grassi
- sale a basso contenuto di sodio e pepe nero a piacere
- 1 fetta di pane tostato integrale
- 1 cucchiaino di burro non salato a basso contenuto di grassi
- 1 cucchiaio di aceto balsamico

Aggiungere tutti gli ingredienti freschi in un'insalatiera, condire e condire con aceto balsamico, aggiungere sale a basso contenuto di sodio e pepe nero a piacere. Taglia a metà le uova sode e mettile sopra l'insalata. Spalmate il pane tostato integrale con il cucchiaino di burro e servite con l'insalata.

Purè di sardine piccanti mescolate con feta e sottaceti su pane tostato integrale - 382 calorie

- 5 cucchiai di sarde, scolate e schiacciate
- 2 fette di pane tostato integrale
- 1 cucchiaio di feta
- 2 sottaceti a dadini
- 2 cucchiaini di burro
- un pizzico di pepe di cayenna a piacere e aggiungere una zing

Schiacciare le sarde con la feta e sottaceti a dadini aggiungere un pizzico di pepe di Caienna per zing. Tostare due fette di pane integrale e spalmare ognuna con il burro. Dividete le sarde e spalmatele su ogni fetta di pane tostato da gustare.

Frullato per colazione al cioccolato, frutti di bosco, banana, albicocca e avena - 243 calorie

- 4 cucchiai di fiocchi d'avena
- 5 cucchiai di albicocche secche
- 2 cucchiai di lamponi
- 2 cucchiai di more

- ¼ di tazza di fragole tritate
- ½ banana piccola tritata
- 2 cucchiaini di miele biologico
- ¼ di acqua di cocco non zuccherata
- ¼ di tazza di acqua filtrata
- 2 cucchiaini di menta fresca tritata
- 1 cucchiaino di cacao crudo biologico

Frulla tutti gli ingredienti fino a ottenere un frullato denso e liscio. Aggiungilo a un bicchiere e bevi o mettilo in un contenitore da portare con te.

Omelette di tonno, capperi, rucola e feta - 482 calorie

- 3 uova fresche
- 4 cucchiai di tonno in scatola in acqua senza sale aggiunto
- 2 cucchiai di formaggio feta
- 4 cucchiai di rucola tritata
- 2 cucchiai di spinaci baby in foglie
- 1 cucchiaino di capperi
- 1 fetta di pane tostato integrale
- 1 cucchiaino di burro
- Cuocere con 1 cucchiaino di olio di cocco
- pepe nero qb

Mescola le uova in una ciotola. Scalda l'olio di cocco in una padella per frittata. Aggiungere l'uovo fino a quando non è quasi completamente cotto. Aggiungere il tonno, la feta, la rucola tritata, le foglie di spinaci novelli ei capperi a metà del composto di uova. Capovolgi la metà libera sugli ingredienti per formare una piega per frittata. Cuocere su entrambi i lati per 1 o 2 minuti finché la frittata non sarà cotta.

Tosta il pane integrale e usa il burro per spalmarlo. Tagliarlo a metà triangolo e servirlo con la frittata calda.

Banana, Muesli al Melograno - 459 Calorie

- 4 cucchiai di semi di melograno
- 1 banana grande a fette
- 1 tazza di muesli biologico non zuccherato
- 2 cucchiaini di miele biologico
- 4 cucchiai di yogurt greco magro alla vaniglia
- 1 cucchiaio di semi di girasole
- 1 cucchiaio di cocco non zuccherato sminuzzato

Metti il muesli in una ciotola di cereali. Completare con lo yogurt greco e la banana a fette. Versa il miele sul muesli e sulla banana. Completare con semi di melograno, semi di girasole e cocco grattugiato.

Idee per il pranzo sano

Il pranzo è un pasto importante in quanto è quello che allontana la fame di metà mattina e ti aiuta a superare il resto della giornata. Se hai intenzione di mangiare un pasto abbondante, questo sarebbe un momento migliore della giornata per mangiarlo. Dato che dovrai superare la prossima metà della giornata fino a cena, avrai maggiori probabilità di bruciare la maggior parte del pasto.

Digiuno senza calorie limitate

Questo di solito viene fatto durante la sera e fino a metà mattina del giorno successivo. Ciò significa che la tua normale finestra alimentare inizierà intorno alle 11:00. Vedi le idee salutari non a digiuno per le normali idee per il pranzo del giorno. Prova a ridurre le calorie per aiutare a mantenere il tuo sistema equilibrato. Invece di divorare una grande quantità di cibo perché sei appena uscito da un digiuno, bevi uno o due bicchieri d'acqua prima di mangiare. Questo ti farà sentire pieno e poi inizierai a preparare il tuo pasto.

Digiuno con calorie limitate (da 200 a 250 calorie)

I pranzi seguenti andranno bene nei giorni di digiuno con calorie limitate poiché sono tutte le 250 calorie e meno.

Barbabietole, Zenzero, Cipollina Con Nasello Alla Griglia - 127 Calorie

- 1 bistecca di nasello alla griglia
- ¼ di tazza di barbabietole crude sminuzzate
- 2 cucchiai di radice di zenzero fresca sminuzzata
- 3 cipollotti tritati
- 1 cucchiaino di spezie al peperoncino
- sale a basso contenuto di sodio e pepe nero a piacere

Preriscalda la griglia. Prepara la bistecca di nasello con sale a basso contenuto di sodio, pepe nero e peperoncino. Mettere nella griglia e cuocere fino a quando la bistecca è quasi cotta, circa 10-15 minuti. Girare la bistecca a metà cottura per cuocere in modo uniforme. Completare con la radice di zenzero sminuzzata e il cipollotto. Rimetti la pirofila sulla griglia per altri 5-8 minuti. Togliere dalla griglia, impiattare su un piatto e guarnire con barbabietole fresche.

Frullato di avocado al cioccolato dorato - 171 calorie

- ¼ di avocado tritato
- ¼ di banana tritata piccola
- 1 tazza di acqua filtrata
- ½ tazza di cubetti di ghiaccio
- 1 cucchiaino di curcuma
- 1 cucchiaino di cacao crudo biologico
- 1 cucchiaino di estratto di vaniglia

Aggiungi tutti gli ingredienti nel frullatore. Frulla fino a ottenere un frullato denso e liscio.

Pollo e avocado in un involucro di cavolo nero - 223 calorie

- ¼ di avocado a fette
- ¼ di tazza di petto di pollo grigliato sminuzzato
- 2 grandi foglie di cavolo nero
- 1 cucchiaio di ricotta liscia
- sale a basso contenuto di sodio e pepe nero a piacere

Mescolare sale e pepe con la ricotta. Mescola il pollo grattugiato e l'avocado nella miscela di ricotta. Lavare e tamponare le foglie di cavolo per asciugarle, quindi impilarle l'una sull'altra. Aggiungi il pollo sminuzzato, l'avocado e la ricotta al centro della foglia di cavolo. Piega la foglia in un involucro sul composto e divertiti. Puoi fare tre piccoli involucri se preferisci.

Barchette di zucchine ripiene di fegato di pollo - 198 calorie

- 1 zucchina grande
- 4 cucchiai di fegatini di pollo cotti
- 2 cucchiai di parmigiano
- ¼ tazza di foglie di insalata mista
- 1 cucchiaino di pinoli
- ¼ di pomodorini tagliati a metà
- 1 cucchiaio di feta
- 2 cucchiai di semi di melograno
- 3 cucchiaini di aceto balsamico
- sale a basso contenuto di sodio e pepe nero a piacere

Preriscalda la griglia. Tagliare a metà le zucchine tagliandole per il lungo in due barchette. Ritaglia una cavità (non passare attraverso le zucchine) al centro di ogni barca. Metti da parte la polpa delle zucchine tagliata. Aggiungere i fegatini di pollo cotti al centro delle zucchine, dividendole uniformemente tra le metà. Cospargere di parmigiano sopra i fegatini di pollo, insaporire con sale e pepe. Metti le barchette di zucchine nella griglia per 8-10 minuti fino a cottura.

Mentre le zucchine cuociono aggiungere il resto degli ingredienti in un'insalatiera, condire e irrorare con aceto balsamico. Aggiungere le zucchine extra tagliate a metà della barca all'insalata (tagliarle a cubetti). Condire con sale e pepe a piacere. Quando le barchette di zucchine sono pronte servire con l'insalata.

Fette di pizza al jalapeño di melanzane e gamberi— 219 calorie

- 1 melanzana grande
- 2 cucchiaini di peperoncino jalapeño
- 6 gamberoni puliti e grigliati
- 1 cucchiaio di concentrato di pomodoro biologico non zuccherato
- 1 cucchiaio di mozzarella grattugiata
- 1 cucchiaio di parmigiano

Preriscalda il forno a 340 ° F. Pelare le melanzane e tagliarle a fette lunghe (non troppo sottili). Distribuire il concentrato di pomodoro su un lato di ogni fetta. Completare il concentrato di pomodoro con la mozzarella grattugiata. Tritate i gamberi a pezzetti e adagiateli sopra il concentrato di pomodoro insieme ai peperoni jalapeno. Cospargere una buona copertura di parmigiano su ogni fetta di pizza. Mettere su una teglia preparata e mettere in forno a cuocere fino a cottura.

Idee per un pranzo sano per i giorni di alimentazione normale (500 calorie e meno)

Patate al forno di tonno e ricotta con insalata verde - 383 calorie

- 1 barattolo di tonno in acqua senza sale sgocciolato
- 2 cucchiai di fiocchi di latte grossi e grossi
- 1 patata al forno dell'Idaho grande
- ¼ tazza di foglie di insalata mista
- ¼ di cetriolo tagliato a dadini
- ¼ di peperone verde tagliato a dadini
- 2 cucchiai di semi di zucca
- 2 cucchiaini di basilico fresco
- 3 cucchiaini di aceto balsamico biologico
- sale a basso contenuto di sodio e pepe nero a piacere

Salare e pepare la ricotta, unire il tonno. Infornare la patata, ricavarne la metà e mescolarla al composto di tonno. Aggiungere il composto di tonno al centro della patata al forno. Mescola gli ingredienti dell'insalata (foglie di insalata, cetriolo, peperone, semi di zucca e basilico fresco). Salare e pepare a piacere, irrorare con aceto balsamico e servire con la patata al forno.

Muscoli, lattuga, capperi e pomodoro pita - 423 calorie

- 1 lattina di muscoli, drenata
- ¼ di tazza di lattuga fresca sminuzzata
- 1 pita integrale
- 1 cucchiaino di capperi
- ½ pomodoro grande tagliato a dadini
- 4 cipollotti tritati
- ¼ di cetriolo tagliato a dadini
- 4 cucchiaini di ricotta liscia
- 1 cucchiaino di senape di Digione
- ¼ di cucchiaino di pepe di cayenna

Mescola la ricotta, la senape di Digione e il pepe di Caienna. Affetta la parte superiore della pita e tostala fino a doratura. In una ciotola mescolate i muscoli, la lattuga, i capperi, i pomodori, le cipolle e il cetriolo. Mescolare la maionese e la senape di Digione. Riempi la tasca della pita con la miscela di muscoli e goditela.

Pollo tostato e panino caldo alla senape inglese - 464 calorie

- 2 fette di pane integrale
- ½ tazza di petto di pollo grigliato sminuzzato

- 1 cucchiaio di maionese a basso contenuto di grassi
- 1 cucchiaino di senape inglese calda
- 1 tazza di patatine al forno
- 2 cucchiaini di burro non salato

Cuocere le patatine al forno e le spezie con spezie Cajun se lo si desidera. Mescolare la maionese magro e la senape inglese calda. Aggiungere il pollo grigliato sminuzzato al mix di maionese e senape. Usa il burro non salato per imburrare il pane. Adagiare il pollo su una fetta di pane, coprire con l'altra fetta e grigliare il panino fino a quando non sarà tostato.

Insalata di tonno, gamberi, granchio e aragosta - 429 calorie

- 6 gamberoni puliti e grigliati
- 4 cucchiai di polpa di granchio fresca cotta
- 4 cucchiai di carne di aragosta fresca cotta
- 1 cucchiaino di capperi
- 1 cucchiaino di peperoni jalapeno
- 2 cucchiaini di olive a fette
- ¼ tazza di foglie di insalata mista
- 2 cucchiai di feta
- ½ avocado a dadini
- 1 cucchiaio di semi di sesamo
- 3 cucchiai di maionese a basso contenuto di grassi

- 2 cucchiaini di senape di Digione
- 1 cucchiaino di aceto balsamico biologico
- 1 cucchiaino di ketchup
- 1 cucchiaino di miele biologico

In una piccola ciotola mescolare insieme la maionese a basso contenuto di grassi, la senape di Digione, il ketchup, il miele e l'aceto balsamico. In un'insalatiera, mescola gli ingredienti dell'insalata, compresi i frutti di mare. Condire con il condimento per insalata di senape e gustare.

Funghi Portobello alla Griglia con Feta e Panino di Avocado - 500 Calorie

- 1 grande fungo portobello
- 1 cucchiaio di feta
- 1 avocado grande
- 1 tazza di tortilla chips
- 2 cucchiaini di olive a fette
- sale e pepe a basso contenuto di sodio a piacere

Tagliate il gambo del fungo portobello e mettetelo su una pirofila con il gambo rivolto verso l'alto. Aggiungere alcuni fiocchi d'aglio, sale a basso contenuto di sodio e sbriciolare il formaggio feta sui funghi. Mettilo sulla griglia e cuocilo fino a quando non inizia a diventare morbido e la feta si è sciolta. Pelare e tagliare a metà l'avocado nel senso della lunghezza. Tira fuori il seme, adagia il fungo sulla metà dell'avocado. Copri il fungo con l'altra metà dell'avocado creando un hamburger di avocado. Tagliare con 1 tazza di tortilla chips e speziare a piacere.

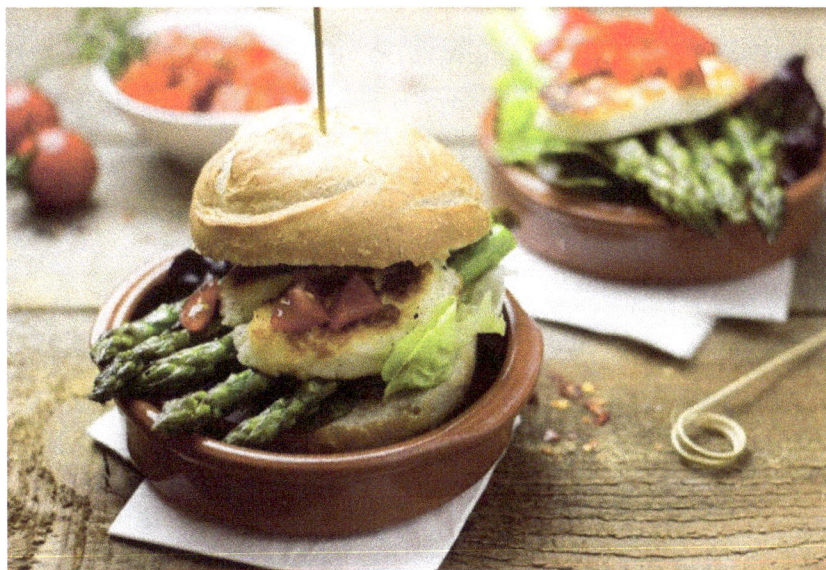

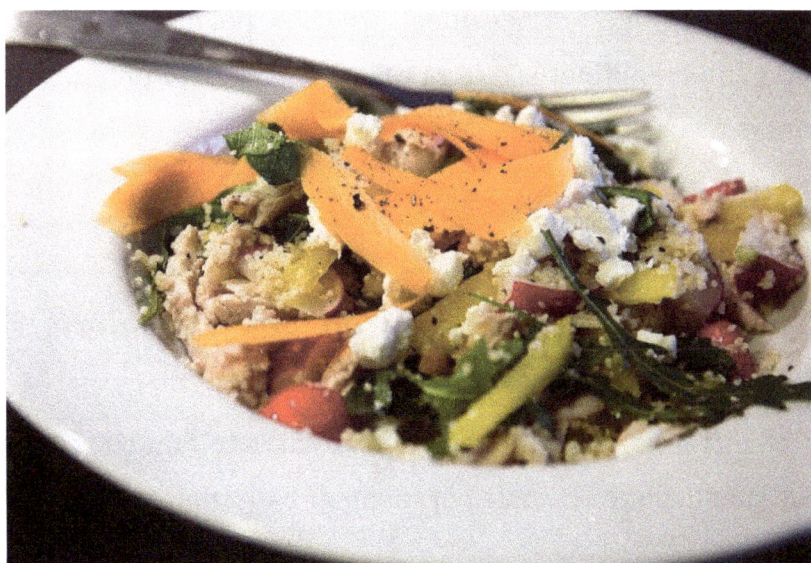

Idee per una cena sana

La cena dovrebbe essere un pasto abbondante, soprattutto se digiunerai il giorno successivo o durante la notte fino al giorno successivo. Cerca di mangiare presto la sera per evitare di andare a letto e avere lo stomaco pieno poiché sarà difficile da digerire e potrebbe causare problemi a dormire.

Digiuno senza calorie limitate

A seconda della tua finestra alimentare, questo sarà probabilmente il tuo secondo pasto della giornata durante un periodo di digiuno. Vedere le idee salutari non a digiuno per le normali idee per la cena quotidiana. Ancora una volta prova a controllare le dimensioni delle porzioni e ridurle gradualmente. Preferisci un pranzo più grande di una cena più grande.

Prova a mangiare prima delle 19:30 di sera.

Digiuno con calorie limitate (da 170 a 250 calorie)

I seguenti sono pasti per cena deliziosamente sani che offrono un'alimentazione ottimale per meno di 250 calorie.

Hamburger di ceci con prosciutto e ricotta - 250 calorie

- 1 panino per hamburger integrale
- 1 cucchiaio di prosciutto cotto tritato
- 2 cucchiaini di ricotta senza grassi
- 1/4 tazza di purè di ceci
- 2 foglie di lattuga
- ¼ di cucchiaino di salsa piccante

Scolare e schiacciare i ceci. Aggiungere la ricotta, la salsa piccante e il prosciutto al composto di ceci. Pat la miscela di ceci in una forma di tortino di hamburger. Griglia per 8-10 minuti o finché il tortino di ceci non si è riscaldato. Taglia a metà il panino per hamburger, adagia una foglia di lattuga su ciascuna metà. Metti la polpetta di ceci nella metà inferiore, chiudi le due metà e goditi il tuo hamburger.

Tonno alla griglia su una purea di patate - 239 calorie

- 1 patata dell'Idaho, bollita e schiacciata
- 1 bistecca di tonno alla griglia
- 1 tazza di spinaci baby in foglie
- 1 cucchiaino di pinoli
- 1 cucchiaio di feta

- 1 cucchiaino di semi di girasole
- 1 cucchiaino di anacardi tritati crudi
- 2 cucchiaini di aceto balsamico biologico

Grigliare il tonno condito con sale a basso contenuto di sodio e pepe nero a piacere. Lessare e schiacciare la patata dell'Idaho. Mescolare le foglie di spinaci, i pinoli, i semi di girasole, gli anacardi e la feta in un'insalatiera, quindi irrorare con aceto balsamico. Servire il tonno sopra la purea con l'insalata verde a lato.

Crostata di verdure e 3 formaggi - 215 Calorie per porzione

- ½ melanzane
- 3 zucchine
- ½ peperone rosso
- ½ tazza di spinaci baby in foglie
- 2 cucchiai di olive a fettine
- 1 cucchiaio di peperoni jalapeno
- 1 rotolo di pasta sfoglia
- 4 cucchiai di formaggio feta
- 4 cucchiai di ricotta senza grassi
- 2 cucchiai di parmigiano

Questo fa tre porzioni.

Preriscalda il forno a 300 ° F. Preparare una teglia con dello spray da cucina. Stendete la pasta fillo e posizionatela a forma di torta sul fondo della teglia. Mettere la pasta nel forno finché non inizia a dorarsi. Cuocere le verdure in una padella con olio di cocco a fuoco medio. A cottura ultimata unire la crema di formaggio e adagiarli nella crosta di torta. Mescolare le olive a fettine e sbriciolare la feta sul composto di verdure. Cospargere di parmigiano e rimettere la torta in forno per altri 8-10 minuti finché il formaggio non si sarà sciolto. Sfornare e servire.

Insalata di asparagi, fagiolini e uova in camicia - 218 calorie

- 5 lance di asparagi freschi alla griglia
- 1 tazza di fagiolini grigliati
- 2 uova in camicia
- ½ tazza di spinaci baby in foglie
- ¼ di tazza di rucola
- 4 cucchiaini di senape di Digione

Adagiare un letto di foglie di spinaci baby mescolate a foglie di rucola. Adagiare gli asparagi e i fagioli grigliati sulle foglie miste. Mettere sopra l'uovo in camicia caldo, condire con senape di Digione e gustare.

Petto di tacchino alla griglia con patate novelle al burro allo zenzero e aglio bollito - 250 calorie

- 4 patate novelle lavate e lessate
- ½ petto di tacchino alla griglia tagliato a fettine
- 1 cucchiaino di radice di zenzero fresca grattugiata
- 1 cucchiaino di aglio biologico schiacciato
- 3 cucchiaini di burro non salato
- sale a basso contenuto di sodio e pepe nero a piacere

Adagiare il petto di tacchino caldo grigliato e affettato su un piatto con le patate novelle lessate. In una pentola fate sciogliere il burro con la radice di zenzero grattugiata e l'aglio. Quando il burro sarà cotto, versate il composto sulle patate novelle e servite. Puoi aggiungere qualche foglia di insalata mista se lo desideri.

Idee per la cena per i giorni di alimentazione normale (500 calorie e meno)

Le seguenti idee per la cena sono facili e veloci da preparare, contengono meno di 500 calorie e sono ricche di un'alimentazione sana.

Hamburger di bisonte con spicchi di patate al forno cajun e panna acida - 500 calorie

- 1 tortino di hamburger di bisonte
- 1 panino integrale
- 1 cucchiaio di senape di Digione
- 1 sottaceto grande, tagliato a fettine sottili
- 1 grande foglia di lattuga lavata
- 1 fetta di pomodoro grande
- 1 tazza di spicchi di patate al forno
- 1 cucchiaino di spezie Cajun
- 3 cucchiai di panna acida a basso contenuto di grassi
- 1 cucchiaino di aneto fresco tritato finemente

Tagliare a metà il panino per hamburger e spalmare ogni metà con senape di Digione. Griglia il tortino di hamburger di bisonte e prima di impilarlo sul fondo del panino per hamburger tagliato a metà. Completare il tortino con una foglia di lattuga, una fetta di pomodoro, un sottaceto affettato. In una ciotola, mescola la panna acida e l'aneto. Cuocere gli spicchi di patate secondo la confezione, condire con spezie Cajun e condire con la panna acida e la salsa di erba cipollina fresca.

Surf and Turf con patate al forno e panna acida - 500 calorie

- 1 bistecca di prima scelta - grigliata e speziata a proprio piacimento
- 1 patata al forno grande, al forno fino a renderla morbida
- 6 grossi gamberi alla griglia
- 1 cucchiaino di burro all'aglio
- 1 cucchiaino di burro non salato
- 1 cucchiaio di panna acida
- 1 tazza di fagiolini cotti

Cuoci la bistecca e le patate al forno a tuo piacimento. Grigliare i gamberi e scaldare il burro all'aglio quando i gamberi sono quasi cotti. Cuocere i fagiolini a proprio piacimento e servirli su un piatto piano. Aggiungere la bistecca, i gamberi e le patate al forno. Versare il burro all'aglio riscaldato sui gamberi. Aggiungere burro non salato, panna acida, sale e pepe alla patata al forno e servire ben caldo.

Quick Black Bean Chili - 343 Calorie

- ¼ tazza di riso integrale cotto
- ½ cipolla bianca tritata
- 2 pomodori grandi freschi tritati
- 1 lattina di fagioli neri
- 2 cucchiaini di aglio schiacciato

- 1 cucchiaio di peperoncino in polvere (forza a piacere)
- 2 cucchiai di miele biologico
- 2 cucchiai di peperoni jalapeno
- 2 cucchiai di aceto balsamico biologico
- 2 cucchiaini di paprika
- 2 cucchiai di panna acida
- 4 cucchiai di feta
- ½ avocado tagliato a fettine sottili
- 8 rametti di menta fresca
- ¼ tazza di acqua calda

Questa ricetta fa per 4 porzioni.

Cuocere il riso quando il peperoncino ha lasciato un quarto d'ora di cottura. In una pentola capiente portare a ebollizione l'acqua calda, aggiungere la cipolla, i fagioli neri, l'aglio schiacciato, il peperoncino in polvere, il miele, l'aceto balsamico e la paprika. Lascia cuocere il peperoncino per 1 ora e 30 minuti o finché i fagioli non saranno morbidi. Servire con un ciuffo di panna acida, feta sbriciolata, avocado e un po 'di menta fresca.

Tortilla di avocado, pancetta, rucola e feta - 342 calorie

- 1 tortilla integrale
- ¼ di avocado tagliato a fettine sottili
- ¼ di tazza di pancetta croccante a pezzi
- 4 cucchiai di rucola

- 2 cucchiai di feta
- 4 cucchiai di mozzarella grattugiata
- 2 cucchiaini di concentrato di pomodoro biologico
- sale a basso contenuto di sodio e pepe nero a piacere

Preriscalda il forno a 340 ° F. Distribuire la tortilla con concentrato di pomodoro, guarnire con mozzarella, avocado, pancetta, rucola e sbriciolare sopra la feta. Mettilo nel forno e cuoci fino a quando tutti gli ingredienti sono cotti e la tortilla è dorata.

Frittelle di carne macinata piccante - 370 calorie

- Preparare una miscela per pancake (2 uova, ¼ di tazza di farina, ¼ di tazza di latte a ridotto contenuto di grassi)
- 1 tazza di trito
- 5 foglie di basilico
- 1 cucchiaino di origano essiccato
- 1 cucchiaino di peperoncino in polvere
- 1 cucchiaino di peperoni jalapeno
- 1 cucchiaino di capperi
- ¼ tazza di foglie di insalata mista
- ¼ di cetriolo tritato
- 1 gambo di sedano tritato
- 1 cucchiaino di aceto balsamico

Prepara due frittelle. Cuocere il trito con le erbe e le spezie. Distribuisci il trito uniformemente al centro di ogni pancake. Aggiungere peperoni jalapeño e capperi a ogni frittella e servire. Mescola le verdure insieme (foglie di insalata, cetriolo e sedano), quindi condisci con l'aceto balsamico. Servire le frittelle con l'insalata verde a lato.

Frullati sani

Questi frullati possono essere utilizzati per sostituire la colazione o il pranzo. Possono anche essere usati come spuntino.

I frullati sono divertenti da preparare e puoi sperimentare diverse miscele di frutta, noci e verdure. Aggiungi diversi tipi di latte di noci, creme di noci, yogurt e così via. Sono sempre più gustosi quando aggiungi i semi.

Mantieni gli ingredienti sani e all'interno di uno spuntino o un pasto. Sono un ottimo modo per soddisfare tutte le tue esigenze nutrizionali per la giornata. Possono anche essere presi come un pasto o uno spuntino in movimento.

I frullati possono essere bevuti solo durante i normali periodi di alimentazione o durante le finestre. Essendo uno spuntino che contiene carboidrati non possono essere bevuti durante i periodi di digiuno.

Sono facili da preparare mentre metti tutti gli ingredienti in un frullatore, quindi frulla fino a ottenere un composto omogeneo e denso. La miscela di frullato rimanente può essere conservata in un contenitore ermetico in frigorifero per un massimo di due giorni.

I frullati con aggiunta di proteine in polvere sono un ottimo modo per aiutare il recupero muscolare dopo un duro allenamento, una corsa lunga, un giro in bicicletta, ecc. Possono anche darti quella spinta in più di energia se ti senti stanco e abbattuto.

Ingredienti per frullato

I frullati possono contenere frutta, bacche, noci, semi, proteine del siero di latte in polvere, yogurt, ecc.

La frutta e le bacche possono essere congelate o fresche. Evita frutta in scatola o bacche e controlla che i prodotti non contengano zuccheri, aromi o coloranti aggiunti.

Ecco alcuni esempi degli ingredienti per frullati più popolari:

Frutti di bosco

- Lamponi
- More
- Mirtilli
- Fragole

Frutta

- Banana (sono ottimi per addensare e addolcire un frullato)
- Avocado
- Pera
- prugna
- pesca
- Mela
- ananas
- Melone (giallo)
- Papaia
- Anguria
- Uva
- Semi di melograno
- kiwi
- Mango
- Noce di cocco

Noccioline

- Anacardi
- Macadamia
- Noci
- mandorle
- Pecan

- Pistacchi
- Noci brasiliane

Semi

- Chia
- Girasole
- Pinoli
- Zucca
- Sesamo
- Finocchio

Verdure

- cavolo
- Spinaci
- Cavolo
- Broccoli
- Pomodoro
- Sedano
- Carota
- Ravanello
- Rafano
- Cetriolo
- Cipollotto
- Carciofo

- Aglio
- Razzo
- capperi

Erbe aromatiche

- menta
- Basilico
- Origano
- Prezzemolo
- Zenzero
- Rosmarino
- Cardamomo
- Semi di senape
- Erba cipollina

Spezie

- Curcuma
- Paprica
- peperoncino di Cayenna
- Cannella in polvere
- Pepe di Giamaica
- Peperoncino in polvere
- Semi di peperoncino
- Zenzero macinato

- Polvere d'aglio
- Cumino
- aneto
- Sale a basso contenuto di sodio
- Pepe nero
- Pepe bianco
- salsa Worcestershire
- Salsa di soia
- Salsa piccante
- Ketchup di pomodoro
- Mostarda

Liquidi

- Acqua filtrata
- Cubetti di ghiaccio
- Latte di mandorla
- Latte di canapa
- Latte di riso
- Latte d'avena
- Latte di cocco
- Crema di cocco
- Latte di cocco
- Latte magro
- Crema
- Succo di frutta
- Succo di verdura

Altro

- Essenza di vaniglia
- Vaniglia pura
- Aceto Balsamico Biologico
- Curry in polvere
- Olio vegetale
- Siero di latte proteico in polvere (tutti i gusti)
- Semplice yogurt greco magro
- Crema di formaggio magro
- Ricotta senza grassi
- Yogurt magro aromatizzato
- Gelato senza zucchero (tutti i gusti)
- Cacao in polvere biologico crudo
- Gocce di cioccolato fondente
- Blocchi di cioccolato fondente
- Miele biologico
- Noce di cocco essiccata
- Fiocchi di cocco
- Peperoncini freschi

Idee per frullati

Si tratta di gustosi frullati pieni di buona alimentazione, di ottimo sapore e con 350 calorie o meno.

Frullato di avocado, banana, cioccolato e zenzero - 312 calorie

- ½ banana
- ½ avocado
- 1 cucchiaio di radice di zenzero fresca grattugiata
- 1 cucchiaino di semi di girasole
- 1 cucchiaino di semi di chia
- 1 cucchiaino di estratto di vaniglia
- ¼ di tazza di latte di mandorle non zuccherato
- ¼ tazza di acqua filtrata

Frullato di cheesecake alla pesca e mirtillo - 350 calorie

- ½ banana
- 1 pesca
- ½ tazza di mirtilli
- 1 cucchiaio di semi di sesamo
- 1 cucchiaio di miele biologico
- ½ tazza di latte magro
- ¼ tazza di cubetti di ghiaccio
- ¼ di tazza di gelato alla vaniglia senza zucchero

Il frullato verde e oro - 124 calorie

- ½ banana
- ¼ di tazza di cavolo nero
- ¼ di tazza di spinaci baby in foglie
- ¼ di cetriolo
- ½ peperone verde
- 1 cucchiaino di aneto fresco
- 2 cucchiaini di curcuma
- ½ tazza di acqua filtrata
- ¼ di tazza di acqua di cocco non zuccherata
- sale a basso contenuto di sodio e pepe nero a piacere

Frullato con crema di frutti di bosco, noci e semi di cocco con un pizzico - 319 calorie

- ¼ di tazza di more
- ¼ di tazza di mirtilli
- ¼ di tazza di lamponi
- ¼ di tazza di semi di melograno
- 1 cucchiaino di semi di girasole
- 1 cucchiaino di semi di finocchio
- 1 cucchiaino di semi di sesamo
- 3 cucchiaini di anacardi crudi
- 2 cucchiaini di noci pecan

- 2 cucchiai di cocco grattugiato non zuccherato
- 4 cucchiai di crema di cocco non zuccherata
- ¼ di tazza di latte di mandorle non zuccherato
- ¼ tazza di acqua filtrata
- 3 cucchiaini di miele biologico
- pizzico di pepe di cayenna

Frullato di pomodori e verdure alla barbabietola - 154 calorie

- 1 carota
- 2 gambi di sedano
- 2 pomodori medi
- ¼ di tazza di spinaci baby in foglie
- ½ peperone verde
- ¼ di cetriolo
- ¼ di tazza di barbabietole fresche grattugiate
- 3 cucchiaini di basilico fresco
- ½ tazza di acqua filtrata
- ¼ tazza di succo d'arancia fresco
- sale a basso contenuto di sodio e pepe nero macinato a piacere

Crema di cocco tropicale e frullato allo zenzero - 350 calorie

- ½ tazza di ananas
- ½ banana
- ½ mango
- 1 kiwi
- ¼ di papaia
- 1 cucchiaio di cocco grattugiato non zuccherato
- 1 cucchiaio di radice di zenzero grattugiata
- 1 cucchiaino di cannella in polvere
- 2 cucchiaini di miele biologico
- ¼ tazza di succo d'arancia fresco
- ¼ di tazza di succo di lime fresco

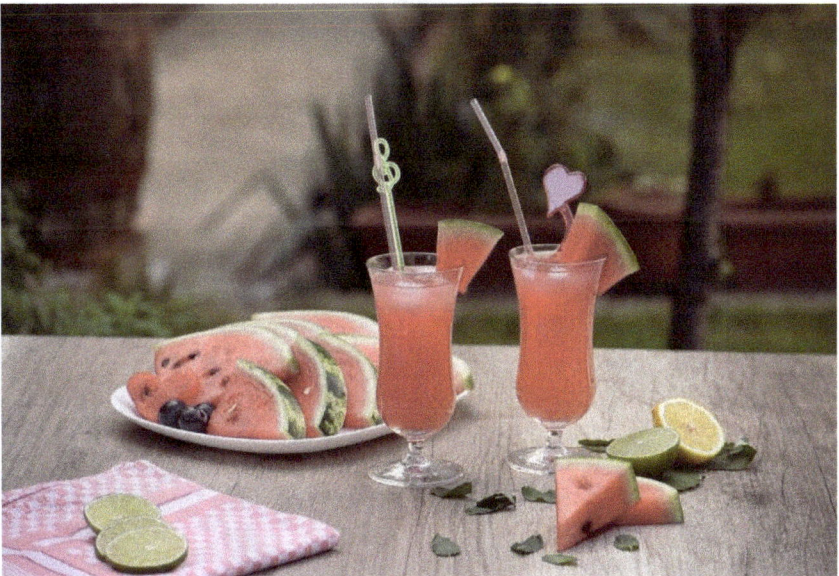

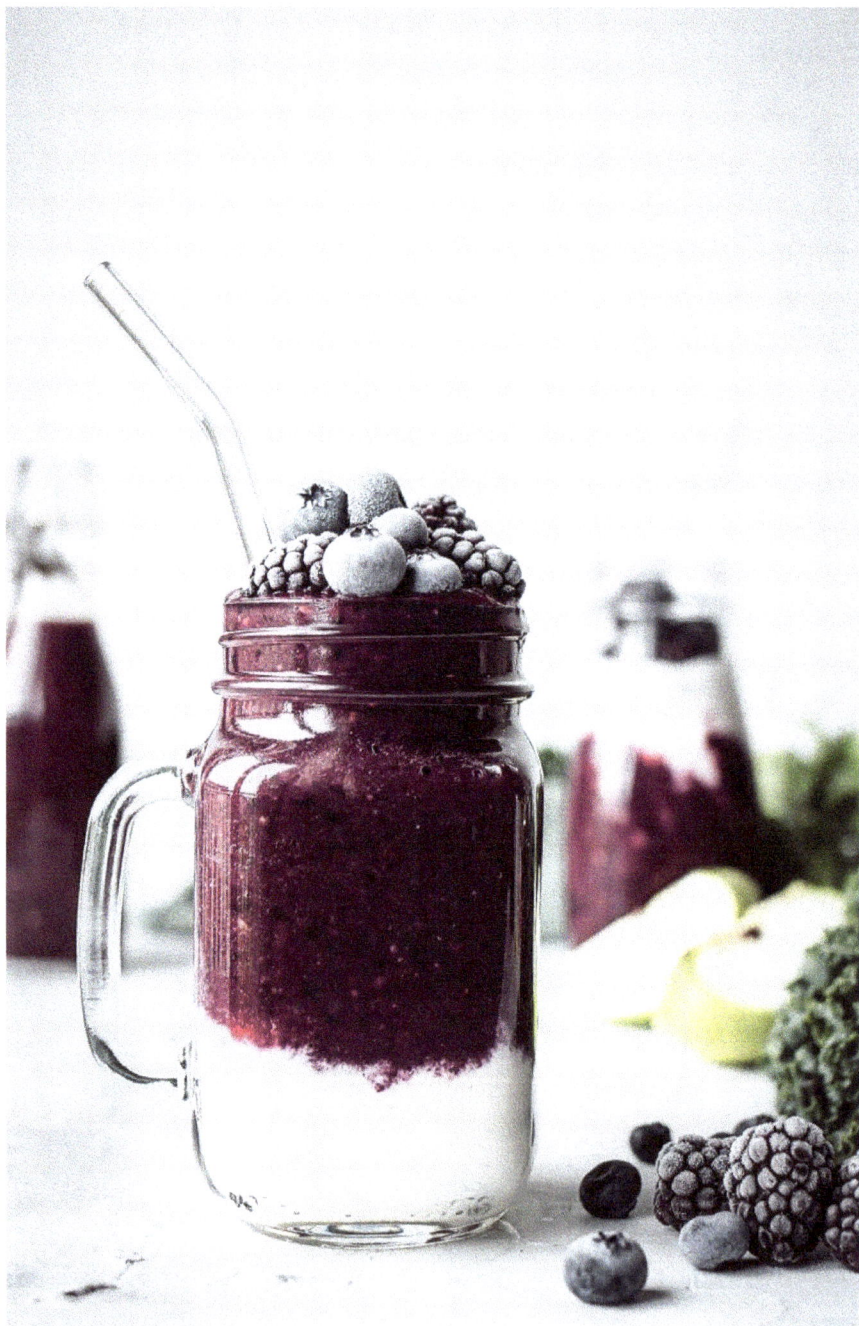

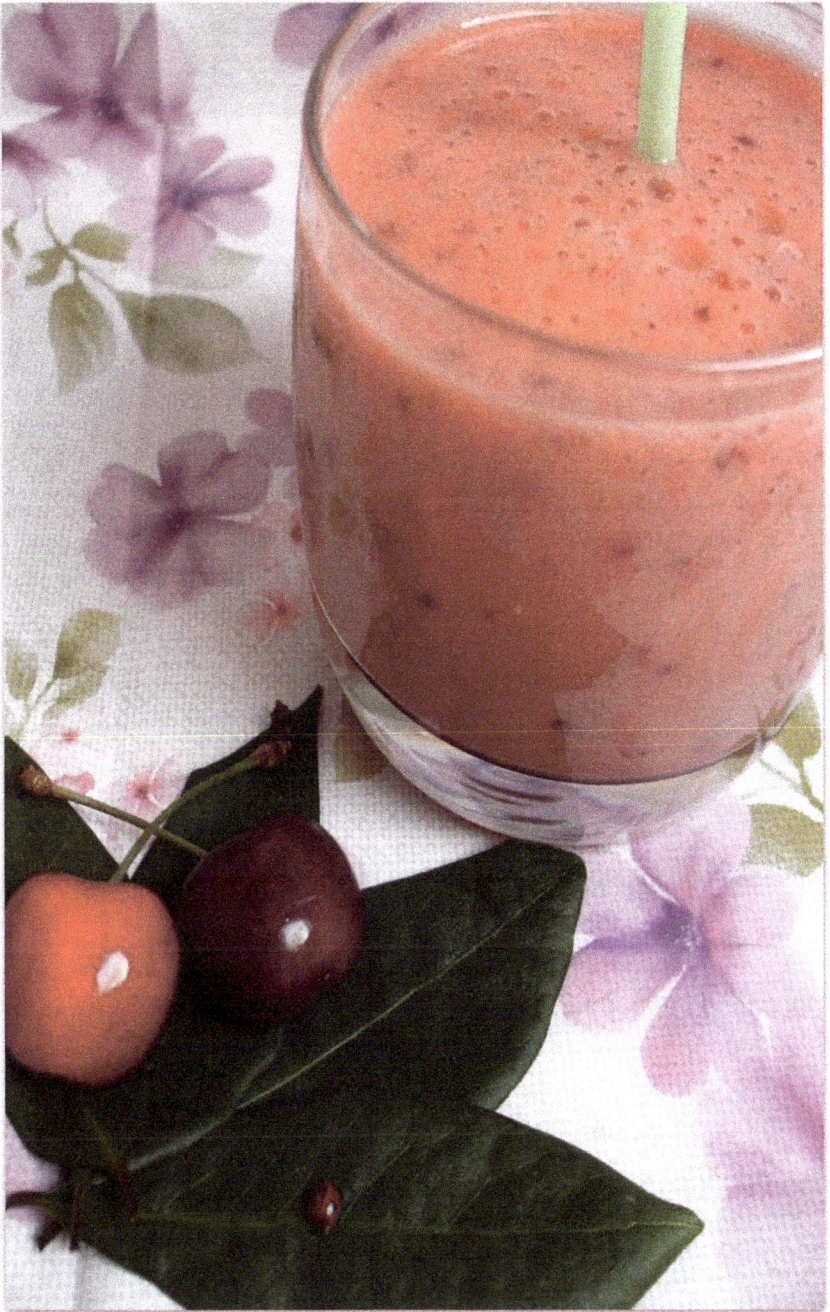

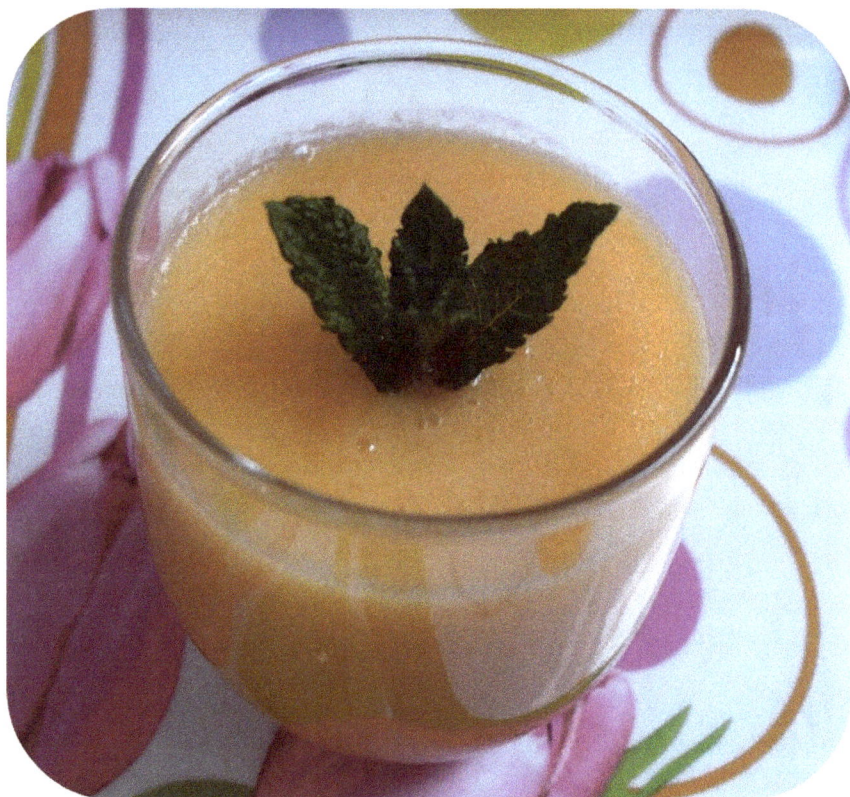

Bevande durante i periodi di digiuno

Ci sono alcune bevande che puoi bere durante i periodi di digiuno e altre che devi evitare. Ci sono anche sostanze che non devono essere aggiunte a nessuna bevanda durante il digiuno e sostanze che possono essere aggiunte.

Ecco alcune idee su cosa dovresti e non dovresti bere durante i periodi di digiuno.

Acqua

L'acqua dovrebbe essere bevuta continuamente durante il giorno anche quando non si digiuna.

L'acqua è sempre meglio bevuta come acqua naturale, filtrata o di sorgente che può essere gassata o ferma.

Puoi aggiungere

- Limone
- Lime
- Fette di cetriolo
- L'acqua può essere gassata

Non puoi aggiungere

- Dolcificanti artificiali
- Coloranti
- Aromi artificiali
- Frutta
- Frutti di bosco

Tè

Ci sono alcuni tè che dovrebbero essere evitati e quelli che possono essere consumati. È meglio bere il tè nero con un po 'di acqua fredda se ha bisogno di essere raffreddato.

Puoi bere il seguente tè

- Té oolong
- Tè nero
- Tè normale
- Tè verde
- Tè alla cannella
- Tè alla menta piperita
- Tè alla menta

Puoi aggiungere

- Stevia
- Cannella
- Noce moscata
- Succo di limone

Non puoi aggiungere

- Dolcificanti artificiali
- Latte
- Crema
- Aromi artificiali
- Frutta
- Erbe aromatiche
- Spezie

Caffè

Il caffè nero aiuta a mantenerti sveglio e vigile. Può anche aiutare nella perdita di peso.

Puoi aggiungere

- Stevia
- Cannella
- Noce moscata
- Succo di limone

Non puoi aggiungere

- Dolcificanti artificiali
- Latte

- Crema
- Aromi artificiali
- Erbe aromatiche
- Spezie

Preoccupazioni durante il digiuno

Una delle cause principali delle persone che rinunciano al digiuno è perché hanno mal di testa, nausea o non riescono a tenere a bada la fame.

Ecco alcuni suggerimenti per aiutarti a superare alcune preoccupazioni.

Stipsi

La stitichezza si verifica durante il digiuno, soprattutto all'inizio.

Prova questi suggerimenti:

- Aumenta il contenuto di fibre durante le finestre di alimentazione.
- Bevi acqua gassata.
- Usa i semi di finocchio con i tuoi frullati o cospargili sul cibo.
- Bevi caffè caldo.
- Bevi tè nero o verde.

Vertigini

Potresti sentirti un po 'stordito o come se avessi le vertigini durante i periodi di digiuno. Potresti anche sentirti stordito ogni volta che ti alzi o hai un afflusso di sangue alla testa. Questo di solito è causato dalla disidratazione.

Prova questi suggerimenti:

- Aumenta l'assunzione di liquidi.
- Bevi la menta nella tua acqua durante le finestre di mangiare.
- Prendi i sali di fegato durante la finestra del pasto.
- Riduci il consumo di caffè e tè per un po '.

Stanchezza o letargia

Ti sentirai un po 'stanco o letargico durante i periodi di digiuno. Potresti anche essere privo di alcuni nutrienti vitali. Aumenta l'assunzione di nutrienti durante i periodi di non digiuno.

Prova questi suggerimenti:

- Aumenta l'assunzione di liquidi.
- Mangia cibi ad alto contenuto energetico durante la finestra alimentare e almeno un'ora prima dell'inizio del periodo di digiuno.
- Spruzza acqua fredda sul viso.
- Fai qualche esercizio leggero.

- Prendi degli integratori durante la finestra di alimentazione.

Mal di testa

Il mal di testa è un altro evento comune durante il digiuno. Il tuo corpo attraversa un periodo di astinenza e non è abituato ad essere affamato di cibo.

Prova questi suggerimenti:

- Bevi più acqua.
- Bevi acqua minerale durante i periodi di non digiuno.

Crampi muscolari o spasmi

Digiunare significa anche ridurre il sale e alcuni minerali. Ciò può causare crampi muscolari e spasmi muscolari.

Prova questi suggerimenti:

- Prendi i sali di Epsom due volte a settimana durante le finestre di alimentazione.
- Aumenta l'assunzione di magnesio durante le finestre di alimentazione.

Nausea

Potresti provare nausea se insorge la fame o potresti manifestare sintomi di emicrania.

Prova questi suggerimenti:

- Bevi una tisana alla menta.
- Bevi sali di fegato durante la finestra di alimentazione.

Fame

La preoccupazione o il reclamo più comune è la sensazione di fame. C'è molto che puoi fare per impedirti di avere fame e per alleviare i morsi della fame.

Prova questi suggerimenti:

- Aumenta il contenuto di fibre durante le finestre di alimentazione.
- Mangia più carboidrati a rilascio lento almeno un'ora prima dell'inizio del periodo di digiuno.
- Bevi acqua gassata.
- Bevi il tè verde.
- Bere caffè.
- Aggiungi la cannella al tuo caffè o tè.
- Distraiti tenendoti occupato con un hobby.
- Fai un po 'di esercizio fisico o fai una lunga passeggiata.
- Meditare.
- Vai a trovare un amico.

Problemi di sonno

Se digiuni durante la notte, probabilmente avresti iniziato a digiunare intorno alle 19:30. Spostalo almeno fino alle 21:00 e fai uno spuntino leggero e una tazza di camomilla prima di andare a letto.

Leggi un libro e spegni tutti i dispositivi elettronici che potrebbero disturbare il tuo sonno. Assicurati che la tua stanza sia fresca, anche in inverno la tua stanza deve essere fresca per mantenere un ritmo di sonno di qualità.

Tieni una bottiglia d'acqua fresca vicino al tuo letto nel caso in cui avessi sete durante la notte in modo da non doverti alzare e andare a versarne una.

Impara la meditazione del sonno per rilassare il tuo corpo e aiutarti ad addormentarti.

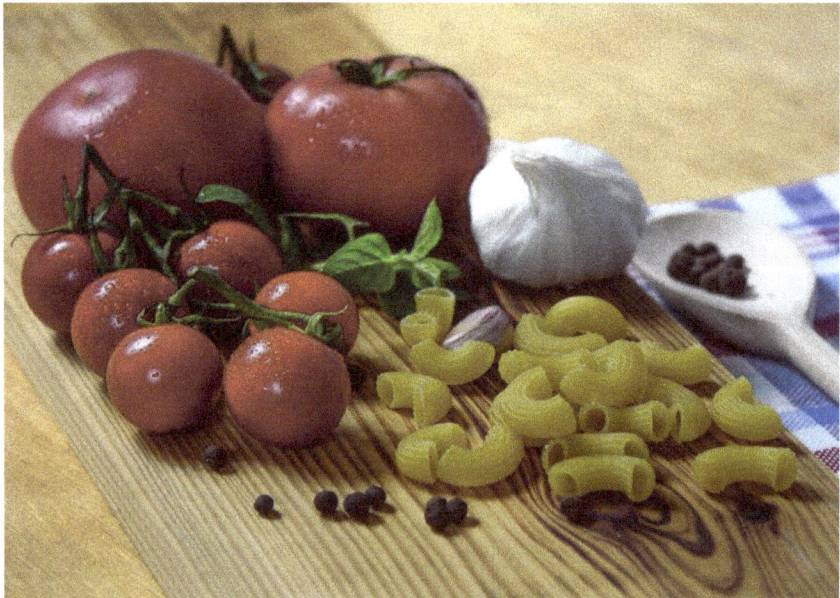

Capitolo 8: Mantenere il peso

Il digiuno intermittente dovrebbe diventare uno stile di vita e una volta iniziato, dovresti provare a farlo almeno due volte al mese o ogni due mesi. Dopo tutto, vorrai mantenere il tuo peso una volta raggiunto il tuo obiettivo.

Dopo il controllo naturale dell'appetito dietetico

Una volta raggiunto il tuo obiettivo di peso, dovrai mantenere un programma di dieta di mantenimento. Cerca di tenere sotto controllo le tue calorie; All'inizio può sembrare un duro lavoro, ma alla fine diventa una seconda natura.

Il digiuno dovrebbe essere nella tua lista di cose da fare ogni tanto, o almeno una volta al mese. All'inizio, quando inizi a digiunare, sarà difficile, ma persevera, bevi acqua poiché ti aiuterà a mantenerti energico e sveglio.

Se continui a digiunare, inizierai presto a sentire i benefici del digiuno intermittente. Il tuo corpo si sentirà più leggero, inizierai a essere in grado di identificare i segni della fame effettiva. Una volta che il tuo corpo si sarà abituato al digiuno, sarai in grado di navigare nei tempi di digiuno senza troppa fame. Mangia cibo che ti mantiene più pieno più a lungo e ti mantieni ben idratato, inizierai ad avere più energia e ti sentirai più sano.

Un modo naturale per contenere la fame è bere acqua prima dei pasti perché ti sazierà e non mangerai troppo. Cerca di ridurre gli snack e mangia solo quando senti i veri morsi della fame. Invece di mangiare snack o dolci malsani, mangia piuttosto un frutto o una manciata di noci.

Mangia carboidrati buoni e cibi integrali invece di cibi trasformati o zuccherati. Per più energia, mangia cibi come una banana, un avocado o un panino integrale. Questi alimenti ti manterranno più pieno per molto più tempo. Non dimenticare di idratarti, poiché l'acqua fa miracoli per il corpo, la pelle e persino i tuoi capelli. Ascolta il tuo corpo. Ti farà sapere di cosa ha bisogno e più digiuni, più sarai in sintonia con esso.

Livelli ridotti di infiammazione nel corpo

Il corpo non è realmente progettato per avere tre pasti abbondanti al giorno e poi spuntini intermedi. Se abbiamo imparato qualcosa dalla storia, è che i nostri antenati andavano in cerca di cibo. Ci sono stati momenti in cui il cibo era in abbondanza e poi momenti in cui non lo era. Quindi, a volte banchettavano o soffrivano la fame per giorni alla volta.

Poiché non avevano gli strumenti di fantasia o le apparecchiature di raffreddamento come siamo fortunati ad avere in questi giorni, non potevano nemmeno conservare il cibo. Non abbiamo solo bisogno di dormire per tenerci svegli e darci tempi di inattività, ma ne abbiamo bisogno affinché il nostro corpo possa svolgere le funzioni di pulizia essenziali. Queste funzioni di pulizia sono rese più difficili quando abusiamo dei nostri sistemi con cibo cattivo o troppo cibo.

Ci sono stati studi che hanno dimostrato che il digiuno intermittente ha causato una risposta antinfiammatoria nel corpo dopo il digiuno per determinati periodi di tempo. Queste risposte antinfiammatorie includono quanto segue (Papconstantinou, 2019):

- Aumenta la risposta immunitaria cellulare.
- Migliora la composizione del microbiota intestinale.
- Riduci il rischio di insulino-resistenza.

Riduce anche il rischio di diabete, artrite reumatoide e Alzheimer poiché li tiene a bada producendo un composto chimico chiamato β-idrossibutirrato. Questo composto chimico viene utilizzato dalle cellule per produrre energia quando il corpo colpisce un basso livello di zucchero nel sangue. Aiuta anche il cervello a funzionare meglio così come il sistema nervoso del corpo. Per lo più sembra tenere sotto controllo il sistema immunitario, quindi non causa malattie come accennato in precedenza.

L'infiammazione viene misurata dalle citochine, marcatori della proteina C reattiva che il digiuno intermittente aiuta a ridurre.

Diminuzione dei livelli di insulina e resistenza all'insulina

Gli studi hanno dimostrato che il digiuno può ridurre significativamente il peso corporeo fino all'8%, il che è un inizio per tenere sotto controllo i livelli di insulina. Gli stessi studi hanno dimostrato che le persone che hanno digiunato a giorni alterni hanno ridotto i livelli di insulina fino al 52% e migliorato la resistenza all'insulina fino al 53% (Arguin, Dionne, Sénéchal, Bouchard, Carpentier, Ardilouze, et al., 2012).

Sebbene gli studi continuino ancora e siano necessarie ulteriori ricerche prima che il digiuno sia clinicamente raccomandato, le persone che hanno seguito una dieta a digiuno intermittente hanno mostrato ottimi risultati per una riduzione dei livelli di insulina e dell'insulino-resistenza.

Cibo pulito per una mentalità pulita

Il mangiare pulito è un concetto in base al quale una persona si rende conto della provenienza del cibo e di come è arrivato nel piatto. In altre parole, mangiare cibi che non vengono elaborati e non contengono OGM o pesticidi. Il cibo non solo deve essere cucinato in modo più pulito e naturale, ma deve essere gestito in quel modo prima di essere acquistato.

Fare la scelta più naturale e salutare quando si scelgono i cibi significa eliminare cibi in scatola, confezionati, lavorati, confezionati o colorati artificialmente e aromatizzati. Invece di andare per la lattina di frutta, scegli la frutta fresca biologica. Ma le persone che hanno seguito una dieta a digiuno intermittente hanno mostrato ottimi risultati per la riduzione dei livelli di insulina e la resistenza all'insulina.

Questi alimenti sono chiamati cibi integrali e includono cibi freschi, cereali integrali, zuccheri non raffinati, meno latticini e sale meno. Tutto ciò è molto più sano, riduce il rischio di malattie e migliora la salute generale di una persona. Dopo che una persona ha acquisito familiarità e si è abituata al digiuno, vorrà fare scelte più sane poiché inizia a sentirsi più pulita dentro.

All'inizio, potresti pensare che sia una missione fare queste scelte, ma se perseveri e prendi il minuto in più per leggere il retro di una lattina o di una confezione noterai tutti gli ingredienti aggiunti. La maggior parte delle quali probabilmente non puoi nemmeno pronunciare, e non sono naturali. Stai facendo lo sforzo per diventare più sano, perdere peso e sentirti meglio, quindi fai il possibile e fai scelte alimentari migliori.

Una volta che hai assaporato la differenza tra cibi integrali troppo elaborati, raffinati e coltivati artificialmente, aromatizzati o colorati, li eviterai naturalmente. Mangiare pulito riprogramma sia la tua mente che il tuo corpo per desiderare cibi più puliti.

Capitolo 9: Alimenti a digiuno intermittente

È molto, molto importante idratarsi durante il digiuno intermittente poiché il corpo elaborerà lo zucchero immagazzinato nel fegato (glicogeno) per bruciarlo come fonte di energia. Quando brucia il glicogeno, il corpo perde anche un grande volume di liquido che deve essere reintegrato.

L'acqua è la migliore idratazione per il corpo e una persona dovrebbe berne almeno la dose giornaliera raccomandata, di più se si fa molto esercizio.

Alcuni cibi e bevande da mangiare o bere durante il digiuno dovrebbero includere:

- Tè e caffè non zuccherati devono essere bevuti senza aromi o sostituti del latte in polvere.
- L'acqua è la bevanda migliore da bere purché sia semplice acqua senza aromi. Puoi infondere l'acqua con la menta ma non puoi aggiungere nulla per addolcirla.
- Avrai bisogno di carboidrati per sostenerti durante i periodi di digiuno, quindi durante la finestra di alimentazione prova a mangiare cereali integrali.
- Le patate costituiscono un'altra significativa fonte di cibo per il corpo e la maggior parte delle patate bianche è

facilmente digeribile dal corpo. Promuovono anche batteri intestinali buoni per aiutare la digestione.

- I ceci sono un alimento molto versatile e possono essere consumati come spuntino arrosto o come hummus.

- I frullati di frutta e verdura (o una miscela di entrambi) a base di latte di noci riempiono il corpo con i nutrienti necessari e possono anche eliminare le voglie dolci. Stanno riempiendo e finché ti attacchi a scelte salutari puoi sperimentare con i sapori.

- Le bacche sono un ottimo spuntino e sono così salutari, sono piene di bontà. Prova mirtilli, lamponi e more. Sono anche pieni di antiossidanti e sono un altro modo per sedare le voglie dolci.

- Le noci, consumate con moderazione, sono un ottimo spuntino; completano anche molti piatti. Aiutano il corpo a eliminare il grasso; possono anche ridurre il rischio di diabete di tipo 2 e aumentare la longevità.

- Gli integratori sono qualcosa da considerare in quanto potresti non consumare abbastanza nutrienti.

- Prodotti lattiero-caseari fortificati con vitamina D in quanto questa è l'unica vitamina di cui la maggior parte delle persone tende a mancare. Puoi assumere vitamina D esponendo la pelle al sole per almeno 15 minuti al giorno. Ma ci sono posti nel mondo in cui ciò non è possibile per lunghi periodi dell'anno. Quindi cerca prodotti sani che possiedono una quantità adeguata di vitamina D, che hanno molti prodotti a base di latte fortificato.

Alimenti a digiuno intermittente per controllare i livelli di zucchero nel sangue

Per controllare i livelli di insulina durante il digiuno intermittente, una persona dovrebbe includere i seguenti alimenti nella propria dieta quotidiana e nelle finestre alimentari:

- I pesci grassi come aringhe, salmone, sardine, sgombri e acciughe contengono una buona quantità di grassi Omega 3. Il pesce grasso può ridurre il rischio di malattie cardiache di una persona oltre ad essere buono per i livelli di zucchero nel sangue. È anche un bene per la potenza del cervello e riduce i marcatori di infiammazione nel corpo.
- Le uova, non solo aiutano a ridurre i livelli di insulina, ma sono anche uno dei migliori alimenti da mangiare per mantenere una persona più piena più a lungo. Sono anche buoni per ridurre il rischio di malattie cardiache; nutre i muscoli, migliora la resistenza all'insulina e diminuisce i marker di infiammazione.
- Lo yogurt greco è un altro alimento che aiuta a ridurre i livelli di zucchero nel sangue. È anche un alimento molto

versatile che può essere utilizzato per sostituire la maionese. Può essere usato per addensare frullati, sostituire il gelato, consumato come piatto da solo o gustato come dessert condito con frutti di bosco.

- Le fragole sono in cima alla lista quando si tratta di frutti nutrienti. Sono molto ricchi di antiossidanti, specialmente quello che dà loro il loro colore chiamato antocianina. Le antocianine possono ridurre il rischio di malattie cardiache, ridurre il colesterolo e abbassare lo zucchero nel sangue dopo un pasto.

- La frutta a guscio contiene fibre. Hanno anche carboidrati a bassa digeribilità che li rendono un'ottima opzione a basso contenuto di carboidrati. Ci sono però alcune noci che sono un po 'più di carboidrati di altre. Ma una persona dovrebbe includere anacardi, noci del Brasile, nocciole, mandorle, pistacchi, noci e noci pecan.

- La curcuma è qualcosa che una persona dovrebbe provare a incorporare nel proprio pasto anche se non ha bisogno di controllare la glicemia. Ha proprietà antitumorali e riduce il rischio di malattie cardiache oltre ad essere un componente naturale per il controllo dei livelli di insulina.

- I semi come i semi di lino contengono una grande fibra per aiutare a ridurre i livelli di insulina. I semi di chia sono un'altra grande fonte di semi pieni di fibre e composti che non solo riducono l'insulina ma anche il rischio di malattie cardiache e cancro.

- Le verdure a foglia verde come spinaci, lattuga e cavolo riccio aiutano a controllare i livelli di insulina riducendo allo stesso tempo il rischio di malattie cardiache. Sono anche ricchi di vitamine e sostanze nutritive di cui il corpo ha bisogno, specialmente durante il digiuno.

- L'aglio non serve solo ad aggiungere sapore a un pasto, ma ha anche molte proprietà salutari. Questi includono aiutare a controllare i livelli di insulina, combattere il cancro e ridurre il rischio di malattie cardiache.

- La cannella dovrebbe in qualche modo essere inserita nella dieta quotidiana di una persona poiché ha così tanto da offrire. Un vantaggio, in particolare, è che aiuta a controllare i livelli di insulina dopo i pasti.

- La zucca è un alimento che non riceve tutte le menzioni che dovrebbe. Tutti i tipi di zucca come butternut, zucca, zucchine e varie zucche estive per aiutare non solo a controllare i livelli di insulina ma anche l'obesità.

- I broccoli sono un altro alimento che a molte persone non piace davvero. Preferiscono andare per il cavolfiore. Mentre il cavolfiore ha i suoi benefici, i broccoli sono un carboidrato facilmente digeribile che contiene vitamine C insieme ad altri nutrienti e vitamine tanto necessari.

Detox Food for Energy and Vitality

Alcuni alimenti possono aiutare a disintossicare il sistema. Poi ci sono quei cibi che una persona dovrebbe evitare se cerca di disintossicarsi.

Gli alimenti da evitare includono:

- I latticini sono acidi che possono rallentare il processo di disintossicazione poiché questi prodotti possono portare le cellule a non funzionare come dovrebbero.
- L'alcol dovrebbe essere evitato a tutti i costi in quanto è tossico e colpisce il fegato. L'alcol riduce i livelli di magnesio e zinco che sono prodotti necessari per la disintossicazione.
- La carne non viene digerita molto velocemente e favorisce l'allevamento di batteri nell'intestino. Anche questo batterio non è del tipo buono. La carne tende a intasare il sistema poiché è difficile da digerire per il corpo quindi impiega più tempo, rallentando così la digestione.
- La caffeina è anche dannosa in quanto è noto per aumentare la tossicità nel corpo.
- Anche il sale non fa bene al corpo e può aumentare la pressione sanguigna di una persona. La pressione alta provoca molti danni e aumenta il rischio di un ictus. Non è nemmeno buono per la disintossicazione poiché rallenta la normale funzione cellulare.

- Lo zucchero dovrebbe essere evitato, specialmente lo zucchero lavorato. Anche lo zucchero di canna che non è biologico è stato lavorato. È anche in conflitto con i batteri buoni nell'intestino di una persona che possono essere dannosi per la disintossicazione. Mentre lo zucchero può dare a una persona una scarica istantanea di energia, brucia molto rapidamente, il che potrebbe farti sentire svuotato in seguito. È anche abbastanza avvincente poiché il tuo corpo inizia a desiderare la corsa allo zucchero.
- Evita cibi confezionati o cibi con coloranti o aromi artificiali. Devono essere evitati anche gli alimenti che contengono molto sale o grassi saturi.

Il cibo da mangiare per incoraggiare la disintossicazione e aumentare i livelli di energia include:

- Verdure; se puoi provare a trovare verdure biologiche e scegliere fresche piuttosto che congelate.
- Le bacche sono ricche di antiossidanti. Le bacche fresche sono sempre la scelta migliore. Sebbene le bacche congelate siano altrettanto buone se senza zucchero e con pochi conservanti.
- I cereali integrali sono ricchi di fibre che promuovono la salute dell'intestino per aiutare la digestione e ti fanno sentire pieno.
- La maggior parte della frutta è un'ottima fonte di zucchero naturale. Non solo aiutano nella disintossicazione, ma aiutano anche a scongiurare le

voglie dolci. Sono anche pieni di vitamine e sostanze nutritive vitali.

- Noci e semi sono un'ottima fonte di proteine che aiutano a migliorare la disintossicazione. Contengono anche molti nutrienti sani. Contengono anche vitamine liposolubili vitali per nutrire il cervello.

Alimenti antietà

Uno dei primi posti per mostrare un'indicazione di un problema all'interno del corpo umano è la pelle. Dopo tutto è l'organo più grande del corpo. Una persona può usare tutte le lozioni topiche così come le pozioni, ma c'è solo così tanto che possono fare. La pelle ha bisogno di guarire ed essere ringiovanita dall'interno del corpo nutrendolo correttamente.

Uno dei modi migliori per ridurre le linee sottili, levigare le rughe o eliminare quelle macchie o linee scure è mangiare correttamente. Una pelle luminosa e sana e luminosa proviene dall'interno, non da una pozione o da una base magica che le hai applicato.

Per favorire una pelle sana e rallentare i segni dell'invecchiamento, la tua dieta dovrebbe includere i seguenti alimenti:

- I mirtilli sono alimenti sovralimentati che contengono un buon numero di vitamine A e C. Contengono anche antocianine che è un antiossidante con proprietà anti-età. I mirtilli sono anche un ottimo modo per addolcire yogurt bianco o frullati.

- L'avocado contiene alcuni nutrienti noti per rallentare gli effetti dell'invecchiamento. Questi nutrienti sono potassio, vitamina K, vitamina C, vitamina A e vitamine del gruppo B. Contengono anche carotenoidi utili che aiutano a fermare gli effetti nocivi del sole che a loro volta possono aiutare a combattere il cancro della pelle.

- La papaya è un superalimento che contiene un alto contenuto di minerali, vitamine e antiossidanti per migliorare l'aspetto della pelle. La papaia può essere solo il super alimento necessario per levigare le linee sottili o le rughe e migliorare l'elasticità della pelle. È anche una ricca fonte di vitamine E, vitamina K, vitamina A, vitamina C, potassio, calcio, magnesio e vitamine del gruppo B. È uno degli alimenti che dovresti provare a mangiare almeno una o due volte a settimana.

- Noci e semi fanno nuovamente parte della lista poiché alcune noci, come le noci, contengono acidi grassi Omega-3. L'omega-3 è noto per aiutare a proteggere la pelle dai raggi nocivi del sole, creare un bagliore naturale e aiutare a rafforzare le membrane della pelle.

- Il melograno è un altro super alimento di cui la maggior parte delle persone non è a conoscenza, ma è stato utilizzato per secoli nelle medicine alternative. Contengono punicalagine che aiuta a rallentare il processo di invecchiamento della pelle poiché protegge il collagene.

- I peperoni rossi contengono molta vitamina C. La vitamina C è essenziale per la produzione di collagene. Contengono anche carotenoidi che sono noti antiossidanti.

- Verdure a foglia verde, broccoli e patate dolci sono anche verdure che aiutano a mantenere la pelle in quanto contengono molte vitamine e sostanze nutritive. Queste vitamine e sostanze nutritive sono particolarmente utili per proteggere la pelle dai danni nocivi del sole.

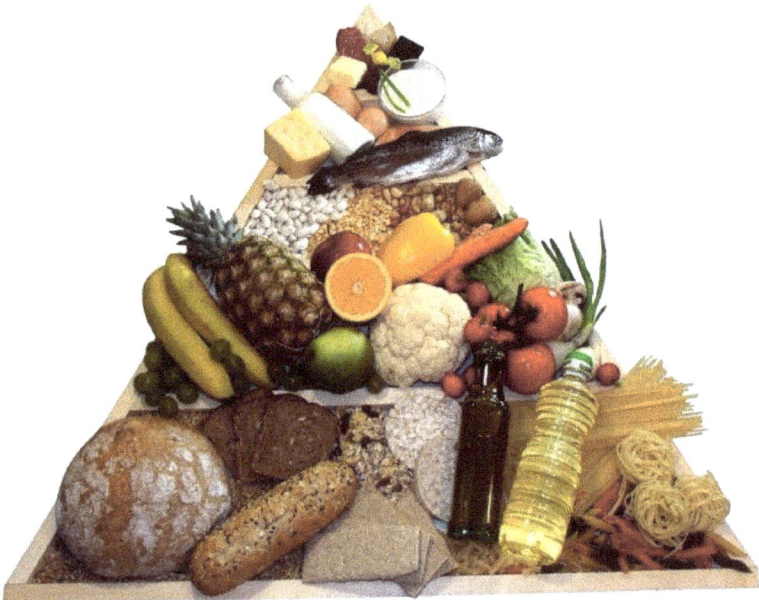

Capitolo 10: Cambiare le tue abitudini e la tua mentalità per cambiare il tuo corpo

Il modo migliore per sbarazzarsi delle vecchie abitudini è cambiare la tua mentalità.

Prendi il controllo delle tue abitudini

Le cattive abitudini si radicano nel tuo subconscio mentre si ripetono giorno dopo giorno. Mangiarsi le unghie, succhiarsi il pollice, mangiare tre pasti abbondanti al giorno e così via. Le abitudini sono create da schemi di routine per un periodo di tempo. Queste abitudini sono iniziate dai nostri genitori che crescono, dai nervi, dall'ansia o come mezzo di supporto. La loro rottura non avviene in un giorno e richiederà tempo. Alcune abitudini che non sai nemmeno di fare sono diventate un riflesso. Ciò include il modo in cui mangi, cucini e persino fai acquisti.

Le abitudini, non importa quali siano, possono essere spezzate. Hai solo bisogno di voler rompere l'abitudine, avere la forza di farla finita e credere che puoi.

Rompere le cattive abitudini

Invece di cercare di romperli, sostituiscili con altri più sani.

Ecco alcuni suggerimenti su come prendere il controllo delle tue abitudini per cambiarle.

I trigger

Diventa consapevole dei tuoi trigger. Una volta che sei consapevole del motivo per cui fai quello che fai, puoi trovare un modo per aggirarli. Le abitudini sono i piccoli dispositivi di conforto di una persona e come tali sono davvero facili da ricadere. Per cambiarli, dobbiamo sviluppare nuovi comfort e nella mezza età diventa una vera sfida da fare.

Un modo per riqualificare la risposta a un trigger sarebbe disporre di una contromisura. Ad esempio, se ti ritrovi a raggiungere il dessert dopo cena, fermati e chiediti perché stai mangiando il dessert. Hai ancora fame? In tal caso, prendi qualcosa con meno zucchero e calorie o prendi invece la frutta.

Se vuoi davvero qualcosa di dolce, bevi un bicchiere di acqua infusa e pensa a quali snack salutari potresti mangiare invece. L'uva è un'alternativa più sana a dolci, cioccolatini o bevande gassate.

Non pensare: "Devo mangiare qualcosa di sano". Piuttosto pensa: "Preferirei di gran lunga qualcosa di sano da mangiare".

Quando vai a fare shopping, non pensare: "Devo preferire prendere questo prodotto". Raggiungi l'alternativa più sana e pensa "Ah! Questa è la mia nuova marca preferita. "

Trattare con i trigger

La maggior parte delle persone è consapevole dei propri trigger a un certo livello. La soluzione migliore sarebbe evitare situazioni che innescano cattive abitudini. Il fatto è che nella vita reale ti imbatterai sempre in uno o due trigger da qualche parte. È come cercare di evitare una persona che non ti piace, a meno che tu non voglia cambiare continenti, anche in questo caso non è una garanzia.

Se non puoi evitarli, impara come affrontarli. Come per la sezione precedente, disponi di un meccanismo di coping su cui puoi ricorrere oltre alla cattiva abitudine. Se ti accorgi di non essere in grado di resistere agli hot dog, quando passi davanti a un venditore di hot dog porta con te uno spuntino nutriente. Qualche quadrato di cioccolato fondente potrebbe fare il trucco o una manciata di bacche o noci. Tiralo fuori e mangialo mentre passi o chiama un amico per occupare la tua mente mentre passi.

Trova un mantra che ti si addice meglio e parlaci quando ti trovi in una situazione che fa scattare un'abitudine. Stai cercando di combattere i segni del tempo, non solo all'esterno ma anche all'interno. Per farlo devi rompere le cattive abitudini alimentari e questo include il modo in cui cucini, i generi alimentari che compri e le abitudini alimentari. La maggior parte dei ristoranti decenti e persino dei fast food cercano di offrire scelte di menu salutari. Pensa di provare qualcosa di nuovo nel menu per un te nuovo e migliorato!

Cambiare il male per il bene

In teoria, sembra abbastanza facile da fare, ma in realtà è davvero difficile. Hai passato la maggior parte della tua vita a mangiare come fai, a fare la spesa e così via. Ormai la tua vita lavora con il pilota automatico mentre segui la tua abituale routine quotidiana. Ora stai cercando di cambiare lentamente il tuo intero stile di vita e di annullare tutti quegli anni di cablaggio mentale.

Ci vorranno forza, impegno e perseveranza. Ma i risultati finali del digiuno intermittente e la scelta di uno stile di vita più sano giustificano davvero i mezzi. Uno dei modi migliori per iniziare è pensare a come cambiare questo prodotto per un nuovo prodotto. Un po 'come cambiare i detersivi per bucato per provare un nuovo marchio. Non pensarlo come una rottura di cattive abitudini o una dieta. Pensa piuttosto al tuo nuovo stile di vita come a provare qualcosa di nuovo.

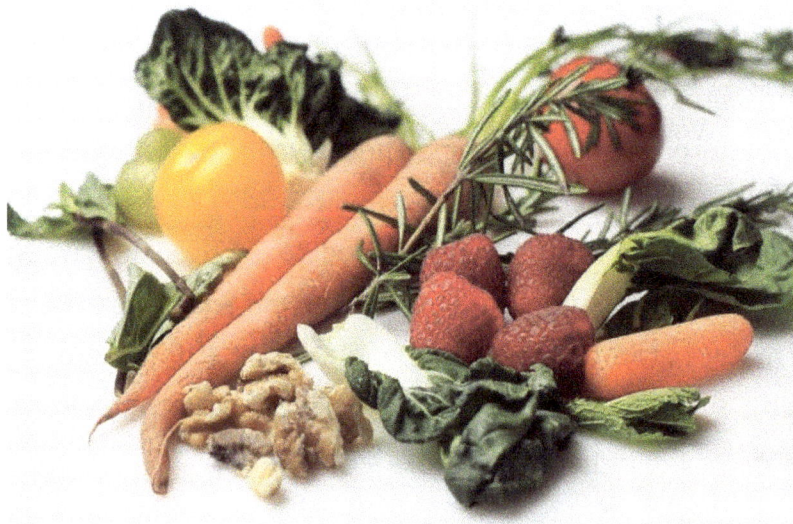

Cambia la tua mentalità

Hai avuto una certa mentalità per anni e ora la stai cambiando. Riqualificare il cervello, impostare nuove routine e sviluppare nuove zone di comfort. La psiche umana è complessa e gli umani sono davvero i loro peggiori nemici. Che tu ci creda o no, incontrerai resistenza a tutti i tuoi cambiamenti. Anche il più piccolo dei cambiamenti può avere qualche forma di resistenza. La parte più difficile è che non è la resistenza di un adolescente o di un partner lunatico. La resistenza al cambiamento verrà da dentro di te!

Puoi iniziare a cambiare la tua mentalità provando alcuni dei seguenti metodi:

Avere una visione chiara

Una cosa dalla tua parte, quando raggiungi la mezza età, è che i tuoi gusti cambiano. Di solito, a mezza età, una persona inizia a scoprire che gli alimenti che una volta erano d'accordo con loro non funzionano più. Mentre altri cibi possono diventare più attraenti, i tuoi gusti possono effettivamente cambiare e il cibo potrebbe non avere lo stesso sapore. Questo è il momento migliore per abbracciare nuove abitudini alimentari. Hai la scusa perfetta da usare contro il tuo ribelle interiore.

Se il consumo di carne ha iniziato a causare indigestione, prova a sostituirlo con un'alternativa a base vegetale. I ceci sono un'ottima e gustosa alternativa alla carne. Se ami il bacon, non devi rinunciarvi del tutto; ancora una volta prova un'alternativa vegetale, come le melanzane. Trova gli alimenti che meglio si adattano a te e ai tuoi nuovi gusti, non aver paura di provare qualcosa di nuovo. Questa è una nuova fase del tuo ciclo di vita. Non solo stai voltando pagina, ma stai imparando a conoscere questo nuovo te.

I genitori avranno attraversato le diverse fasi della vita dei loro figli e man mano che sono cresciuti hai dovuto crescere con loro. Ti sei adattato e ti sei evoluto nelle diverse fasi. È molto simile, solo ora che hai raggiunto una nuova fase della tua vita. Per goderti i tuoi anni d'oro in ottima salute, è necessario un cambiamento. Anche coloro che hanno condotto uno stile di vita relativamente sano, si sono allenati ogni giorno e hanno conquistato le montagne, dovranno adattarsi a questo punto della loro vita.

Il tuo corpo sta cambiando dall'interno e ciò che ha funzionato per te prima della menopausa molto probabilmente non funzionerà più per te ora. Non puoi lasciare che ti sconfigga o ti abbatta, devi abbracciarlo e impostare la tua visione su dove andare da qui. Fai un elenco dei cambiamenti più significativi che ritieni di dover affrontare. Includi ciò che vorresti cambiare e prendi nota di eventuali problemi di salute che ritieni di dover affrontare.

Consiglio di visione di mezza età

Le schede Vision sono molto divertenti e sono davvero di tendenza in questi giorni. Ti danno qualcosa a cui aspirare e quando noti cambiamenti durante il cambiamento del tuo stile di vita, funge da ottimo strumento di visualizzazione. Non c'è niente di più motivante che vedere effettivamente i cambiamenti e quanto ti sei trasformato dal punto A al punto in cui ti trovi attualmente.

Tieni traccia dei tuoi progressi

Imposta una data per una volta alla settimana, bisettimanale o mensile in cui prendere nota delle modifiche. Pesati, misurati, prendi nota di quanto puoi camminare ora e così via. Documenta come ti senti. Stai dormendo meglio? Ti senti come se avessi più energia adesso?

Elenca tutte le modifiche che hai apportato per il periodo di tempo, come ti sei adattato ad esse e ogni nuova modifica o modifica che ritieni necessaria.

Assicurati di annotare le volte in cui sei scivolato, tutto ciò con cui hai avuto difficoltà e le cose che semplicemente non soddisfacevano le tue esigenze. Può sembrare un lavoro duro, ma rimarrai stupito di quanto sia incoraggiante quando esponi tutto. Fornisce inoltre una linea di base da cui partire e un modo per apportare modifiche.

Stabilire obiettivi raggiungibili

Una delle cose peggiori che puoi fare è impostare i tuoi obiettivi o obiettivi troppo alti. Mantieni una visione chiara di qual è il tuo obiettivo generale. Quindi impostare obiettivi settimanali o piuttosto mensili a cui tendere.

Stabilisci obiettivi settimanali su piccoli aggiustamenti al tuo stile di vita, come cambiare i latticini per il latte di noci. Stabilisci i tuoi obiettivi mensili sulla perdita di peso o meglio centimetri e sui tuoi livelli di forma fisica.

Suddividere i tuoi obiettivi di stile di vita in parti più piccole ottenibili e fattibili rende il raggiungimento del tuo obiettivo generale più realistico. Avere piccoli obiettivi è simile alla scomposizione di un progetto in pietre miliari. Sai dove sta andando il progetto e come dovrebbe finire e quali sono i passaggi da compiere per arrivarci.

Avere obiettivi più piccoli aiuta a tenere alto il morale perché non c'è niente come raggiungere quel primo traguardo. È allora che sai di essere sulla strada giusta e ti viene voglia di raggiungere il traguardo successivo.

Ti mantiene anche in una mentalità positiva perché una volta raggiunti i prossimi pochi, sei sulla buona strada per il traguardo finale.

Una nuova routine quotidiana

Quando cambi le tue abitudini alimentari, influisce sulla tua routine quotidiana, specialmente durante il digiuno intermittente. Devi programmare i tuoi pasti durante i giorni di digiuno così come il tuo calendario sociale. Se non sei sicuro di essere in grado di resistere alla tentazione, è meglio programmare gite in famiglia, pranzi e riunioni nei giorni di non digiuno. Ovviamente ci saranno momenti in cui non puoi farlo. Invece, cerca di essere flessibile per quanto riguarda i giorni di digiuno programmati.

La tua lista di cose da fare quotidiane

Devi organizzare il tuo programma per iniziare una nuova routine. La prima cosa che dovresti fare è creare il tuo elenco di attività quotidiane. Questo è tutto ciò che fai durante il giorno e in quali giorni svolgi le attività.

Sebbene il digiuno non dovrebbe interferire con la tua routine quotidiana, potrebbe interferire con quella sociale. Per beneficiare del digiuno intermittente, devi adattarlo alla tua vita. Per scegliere o modificare un piano in base alle tue esigenze, devi stabilire qual è la tua routine attuale in modo da adattarla al tuo nuovo stile di vita.

Mentre annoti ciò che fai durante il giorno ogni giorno, ecco alcune domande da tenere a mente:

- Come inizia la mattinata? Annota l'ora generale in cui ti alzi. Qualche attività prima della colazione?
- Fai colazione ogni mattina?
- Hai figli che devi andare a scuola, all'università o al lavoro?
- Hai un partner che deve scendere al lavoro?
- Se stai lavorando, qual è la tua routine mattutina per prepararti?
- Hai impegni per funzioni lavorative nei prossimi 1-3 mesi?
- Hai funzioni / incontri / impegni sociali o familiari nei prossimi tre mesi?
- Quando sono i giorni della spesa?
- Quando sono i giorni del bucato?
- Quali lavori domestici fai e quando?
- Ti alleni? In caso affermativo, con che frequenza?
- Quali sono i tuoi hobby?
- Hai un abbonamento a un club e ci sono impegni nel club in arrivo?
- Elenca tutti gli eventi che potresti avere in programma, le vacanze, i tornei sportivi, gli impegni sportivi e così via.

Includi tutto ciò che potresti pensare sia rilevante per il tuo programma che sai che ti piace il movimento a orologeria. Eventi come matrimoni, feste di fidanzamento, feste di compleanno, funzioni di lavoro devono essere annotati. Come tutti gli impegni sociali, i club del libro, le serate con le ragazze, ecc. Tutte svolgono un ruolo cruciale nell'avere un programma di digiuno ben adattato che funzioni bene con e per te.

Crea una nuova pianificazione

Scegli il tipo di piano di digiuno che pensi di poter iniziare e segui. Prima di impegnarti in finestre temporali per digiunare e mangiare, valuta il tuo programma attuale. Dovrai adattare il tuo programma e forse anche modificare il tuo piano di digiuno per trovare un compromesso per il tuo programma.

Prima di iniziare a fare il tuo programma, è tempo di fare il punto su di te. Nota i momenti della giornata in cui senti di avere i livelli di energia più alti. Questo è il momento della giornata per fare i lavori pesanti, come gli esercizi e allenare la mente a rompere le vecchie abitudini per fare spazio a nuove. Usa i tuoi pomeriggi per impostare i menu per il giorno successivo, fissare appuntamenti, andare a vedere le partite di sport dei bambini o incontrarsi con gli amici per un tè.

Fai cose che non richiedono molta energia, ma che ti mantengono attivo e la tua mente lavora.

Dovresti includere una serie di cose nel tuo programma come:

- Il tempo necessario per svegliarti ogni mattina in modo da poter impostare la sveglia.
- Qualsiasi appuntamento che tu, il tuo partner o i bambini potreste avere ogni giorno.
- Fare la spesa o qualsiasi materiale per la casa, la scuola o l'ufficio di cui potresti aver bisogno.
- Impegni familiari per il giorno o la sera.
- Eventi imminenti per i quali devi preparare te stesso e la tua famiglia.
- Nuovi cibi che vorresti provare ogni giorno.
- Eventuali modifiche che desideri apportare in determinati giorni che ti faciliteranno il tuo nuovo stile di vita sano.
- Esercizio per la giornata.
- Imposta una finestra temporale per l'ora di andare a letto. Questo può sembrare un po 'infantile, ma devi iniziare a ottenere un ritmo di sonno decente. Se fai uno sforzo concertato per andare a letto regolarmente ogni sera, il tuo corpo si adatterà presto a questa routine. Ti ritroverai a sentirti stanco a un certo punto della serata.

Svegliati con un sorriso

Il momento della giornata più popolare per i livelli di alta energia è quando ti svegli per la prima volta. Questo è il momento in cui il tuo corpo dovrebbe essere ben riposato e ripristinato. Questo è il momento della giornata in cui dovresti essere più attivo e goderti la tua energia. Sfrutta al massimo il tempo per fare una passeggiata, porta a termine la maggior parte delle tue attività prima che i tuoi livelli di energia inizino ad esaurirsi.

Allenati a svegliarti con l'atteggiamento corretto. Svegliati al primo squillo della sveglia: non premere il pulsante di ripetizione. Fai un grande sforzo per far scorrere il sangue attraverso il tuo sistema e alzati, non essere tentato di oziare nel tuo letto. Il tuo atteggiamento al risveglio darà il tono per l'intera giornata.

Non tutti sono mattinieri, ma resettare l'allarme sta riportando il tuo cervello alle vecchie abitudini. È come se stessi rimandando il risveglio per la giornata e hai bisogno di cambiarlo per essere più positivo. Anche se all'inizio ti senti un po 'insignificante, fai un respiro profondo, allungati e salta fuori dal letto. Sorridi anche solo a te stesso allo specchio perché un sorriso è contagioso e fa sentire meglio tutti.

Una doccia rinfrescante è un buon modo per farti andare al mattino e ti fa sentire vivo. È un modo simbolico per lavare via la sonnolenza della notte prima e uscire dalla doccia purificati per il nuovo giorno. Spruzzi d'acqua fredda sul viso e sul collo stimoleranno il nervo vago e daranno inizio anche alla tua mattinata.

Sii attivo tutto il giorno

Potresti non sentirti così quando i tuoi livelli di energia iniziano a esaurirsi, ma non rallentare del tutto. Non fare nemmeno un pisolino pomeridiano, altrimenti potresti sentirti ancora più letargico e causare problemi disturbando i tuoi schemi di sonno notturno.

Se lavori in un ufficio, fai una pausa ogni trenta minuti dove ti alzi e vai a prendere un bicchiere d'acqua. Alzati e allungati, alza il collo e allunga i piedi. Fai pompare il sangue nelle vene e fai dei respiri profondi.

Se sei a casa, fai una passeggiata in giardino e controlla le tue piante. Oppure fai una passeggiata nel parco, dai da mangiare alle anatre e prendi un po 'di aria fresca. Fai un puzzle o gioca a Candy Crush per quindici minuti per stimolare anche il tuo cervello.

Finché mantieni la mente in movimento e spingi attraverso la sensazione di letargia che potrebbe insinuarsi in te nei pomeriggi. Se riesci a superarlo, alla fine scoprirai che inizierai ad avere un po 'più di energia pomeridiana ogni pomeriggio.

Fare una nuotata e fare un po 'di esercizio fisico anche quando senti che il tuo corpo vuole solo collassare è un buon modo per far fluire l'adrenalina attraverso il tuo sistema. Se devi chiudere gli occhi, fai un piccolo pisolino da cinque a otto minuti. Sarai sorpreso di quanto puoi sentirti riposato quando chiudi gli occhi e ti rilassi per periodi di tempo più brevi.

Le sere

È importante rendere la sera il momento della giornata in cui metti via tutto lo stress e le ansie della giornata. Quando entri dalla porta principale o noti che l'orologio gira le sei, è ora di chiudere la giornata. Concentrati su ciò che devi fare la sera, come andare a cena, cambiarti in abiti comodi e magari prepararti per il giorno successivo.

Dopo aver consumato il pasto serale, che dovresti provare a mangiare ogni giorno entro le 19:30, pianifica il giorno successivo. Decidi i tuoi pasti, prepara i vestiti, fai una doccia per lavare via la giornata e poi rilassati. Guarda un po 'di TV o leggi un buon libro o semplicemente fai una chiacchierata con il tuo partner e i tuoi figli.

Realizza serate sulla famiglia, su te e sull'organizzazione per domani. Lascia le preoccupazioni per il giorno successivo per il giorno successivo. La sera è il tempo di cui hai bisogno per imparare a rilassarti per consentire un sonno di buona qualità. Quando non dormi abbastanza, è difficile digiunare con successo o superare il giorno successivo.

Datevi spazio per essere flessibili

Avere una routine prestabilita è una buona cosa, ma ciò non significa che devi essere completamente rigido con essa. Ricordati di concederti un po 'di margine di errore. Il tuo corpo ha bisogno di adattarsi al suo nuovo stile di vita, quindi concediti un po 'di tempo. Mantieni una mente aperta e impara come adattarti e adattarti rapidamente a qualsiasi situazione che possa sorgere.

Puoi avere le tue routine e le zone di comfort, ma non dimenticare di essere anche un po 'spontaneo. La vita non è solo noiosa routine banale, si tratta anche di vivere e durante i tuoi anni d'oro è il momento di goderti la vita.

Lascia andare una volta ogni tanto, ascolta il tuo corpo e segui il suo esempio.

La creazione di nuove routine richiederà tempo per abituarsi. Alcune cose potrebbero non funzionare all'inizio, quindi modificale finché non funzionano per te e le trovi facili da seguire. Cambiare la tua mentalità non significa creare problemi o rendere la vita più difficile per te. Si tratta di trovare un nuovo equilibrio che funzioni altrettanto bene del vecchio. Solo il nuovo ti sta preparando per un nuovo te più sano con abitudini alimentari pulite.

In fondo, tutti noi vorremmo avere una vita perfetta che procedesse senza intoppi come un orologio. Ma la realtà è che la vita può essere disordinata e non importa quanto perfettamente la pianifichiamo, non sempre va secondo i piani. Mantieni i tuoi obiettivi e i tuoi programmi reali, realizzabili e flessibili. Non puoi pianificare tutto, ma ci sono alcune cose che puoi pianificare. Le cose che non puoi, dovrai affrontare mentre accadono. Man mano che ti adegui a uno stile di vita più sano, troverai l'imprevisto molto più facile da affrontare senza il cervello annebbiato o la sensazione di malessere.

Quelle cose che puoi pianificare, non hai bisogno di metterle nella pietra, solo avere una buona idea di come le affronterai.

Dipende tutto da te

Leggere libri di auto-aiuto, stabilire le basi e stabilire gli obiettivi è la parte facile. La parte difficile è mettere tutto in pratica e tutto dipende da te. Ora che hai scelto il tuo piano di digiuno, deciso una dieta e impostato la tua nuova routine, è tempo di fare il passo successivo.

È tempo di diventare reali e impostare una data di inizio realistica. Vai a letto la sera prima e pensa al sonno come al tuo bozzolo. La mattina dopo ti sveglierai assumendo il primo giorno del tuo nuovo stile di vita. Il nuovo te sta per iniziare a sbocciare e diventare più sano, più forte e più sicuro di sé.

Capitolo 11: Raggiungere i tuoi obiettivi

Ci vuole molto duro lavoro e capacità di resistenza. Una volta che hai raggiunto il tuo peso obiettivo, perso una taglia o due del vestito, non c'è sensazione più grande.

L'hai fatta!

Quando sei arrivato così lontano, è motivo di festa e tutti meritano di divertirsi un po ', sciogliersi i capelli e premiarsi. A patto di non ricadere nelle vecchie abitudini e di mantenere un piano di mantenimento che mantenga il tuo peso oltre che la tua salute.

Sei quello che mangi

Quando avrai raggiunto il tuo obiettivo di peso, ti sentirai più sano, avrai più energia e avrai un bell'aspetto. Potresti persino avere un bagliore su di te mentre il tuo sistema è purificato e probabilmente è stato avviato per funzionare al suo livello ottimale. Sii consapevole di ciò che mangi e mantieni le buone abitudini di afferrare le opzioni più sane dei tuoi cibi preferiti.

Nuovo stile di vita, nuovo te

Uno stile di vita più sano è il miglior cambiamento che puoi fare. Le tue scelte più sane e il digiuno intermittente diventeranno il nuovo te. Potresti non essere la stessa ragazza che eri una volta, ma ora sei una donna incredibile. Sei più forte, più sicuro di te e molto più sano.

Goditi il tuo successo

Quando ti sentirai bene avrai un bell'aspetto e sarai in grado di indossare la tua ritrovata fiducia con orgoglio. E te lo sei guadagnato, quindi goditi i tuoi anni di mezza età, non sono niente di cui vergognarsi, ma piuttosto devono essere goduti. Hai passato tutti gli anni imbarazzanti, hai superato tutte le tue insicurezze e ora puoi essere te stesso. Una nuova, splendida, più sana te che risplende dall'interno verso l'esterno.

Capitolo 12: Guida introduttiva

Iniziare una dieta è una sfida perché non appena registri la parola dieta diventa una missione. Hai un blocco mentale istantaneo nei suoi confronti e potresti persino iniziare a desiderare cose che normalmente non mangi regolarmente. Il giorno più popolare per iniziare una dieta è domani. Non farti prendere in quella trappola e mangia tutto quello che puoi oggi pensando che inizierai la dieta domani.

Anche pensare a un cambiamento nello stile di vita può portare il tuo subconscio all'autoconservazione e alla modalità ribelle. È facile per gli altri dire di dimenticare te stesso e fallo, ma una persona si fissa nei suoi modi e per anni segue i suoi schemi quotidiani. Ora all'improvviso ci sono grandi cambiamenti all'orizzonte e ammettiamolo a nessuno piace cambiare. Soprattutto cambiare ciò significa capovolgere il tuo stile di vita come fa una dieta.

Preparati ad abbracciare il tuo nuovo stile di vita

Prima di iniziare ci sono alcune cose che dovresti fare e potresti dover essere pronto.

Parla con un medico

Questo è molto importante se stai assumendo qualsiasi tipo di farmaco. Se hai una condizione preesistente o sei malato in qualche modo, non dovresti provare a digiunare senza la guida di un medico.

È una buona idea sottoporsi a un controllo medico prima di iniziare una dieta. Anche i giovani adulti dovrebbero sempre iniziare una dieta ottenendo il tutto chiaro da un medico.

Scegli un piano di digiuno

Se stai iniziando con il digiuno intermittente, scegli un piano che non sia troppo limitante. Ad esempio, il piano 5: 2 con un periodo di digiuno di 12 ore e una finestra per mangiare di 12 ore per cominciare. Potresti provare il periodo di digiuno di 16 ore e la finestra per mangiare di 8 ore se pensi di farcela.

Se ritieni che il piano sia troppo per te, sostituiscilo con un altro o modifica quello su cui ti trovi. Costruisci te stesso per un periodo di digiuno più lungo. Finché vai avanti e non vai indietro con il tuo piano di digiuno.

Stabilisci obiettivi raggiungibili e assicurati di darti un po 'di margine di manovra oltre a essere preparato per i momenti in cui potresti scivolare.

Crea un calendario e posizionalo dove puoi vederlo, segna i tuoi giorni di digiuno e non digiuno e le finestre temporali su di esso.

Tieni un diario del digiuno intermittente , registra come ti sei sentito durante il digiuno, eventuali cambiamenti che hai trovato dentro di te, miglioramenti, giorni in cui potresti essere caduto dal carro del digiuno. È importante documentare il processo in quanto dimostra il tuo impegno e ti ispirerà.

Sii gentile con te stesso , avrai giorni spiacevoli e giorni buoni. È importante ricordare che lo stai facendo per te. Non sentirti in colpa per un piacere colpevole di tanto in tanto, assicurati solo che diventino sempre meno frequenti.

Piano di dieta a digiuno

La dieta migliore durante il periodo di digiuno è quella di bere solo bevande non zuccherate e prive di carboidrati come acqua, tè e caffè. Ma non c'è niente di sbagliato nell'iniziare con un'indennità di 500 calorie durante il periodo di digiuno. La maggior parte delle persone trova più facile digiunare durante la notte fino alla tarda mattinata.

Piano alimentare per il giorno non a digiuno

Sebbene non esista una dieta consigliata per il digiuno intermittente, è consigliabile seguire un piano alimentare sano e pulito. Riduci l'apporto calorico giornaliero, bevi più acqua e scegli frutta o noci invece di cibi zuccherati o trasformati. Apporta piccole modifiche e inizia a sostituire i prodotti malsani con prodotti più sani e naturali. Non pensare troppo al processo e lentamente ricablerai il tuo cervello per raggiungere automaticamente quegli alimenti.

Alcuni buoni programmi alimentari sono una dieta a basso contenuto di carboidrati, programmi di ciclismo calorico come Weight Watchers e diventare più consapevoli di ciò che stai mangiando. Cerca di pensare che sei quello che mangi e che vuoi essere sano.

Prima colazione

Fin dalla giovinezza è stato insegnato a una persona che la colazione è il pasto più importante della giornata. Ma questo non significa che non puoi mangiarlo alle 11 del mattino; stai ancora facendo colazione.

Si ritiene che il calcio della colazione avvia il metabolismo di una persona per aiutare a bruciare calorie durante il giorno. Ci sono altri modi per avviare il metabolismo, come aggiungere un pizzico di pepe di Caienna al caffè del mattino. Il pepe di Caienna aiuta il corpo a bruciare calorie fino a tre ore dopo averlo consumato. Innanzitutto, consulta il tuo medico prima di usarlo in quanto può interferire con alcune condizioni mediche e farmaci.

In generale, non ti farà male saltare la colazione un paio di volte a settimana durante un periodo di digiuno. I nostri antenati non si alzavano ogni mattina per una ciotola di porridge o una frittata di tre uova. Il tuo corpo si adatterà presto alla sua nuova routine e inizierai a perdere meno il tuo pasto mattutino.

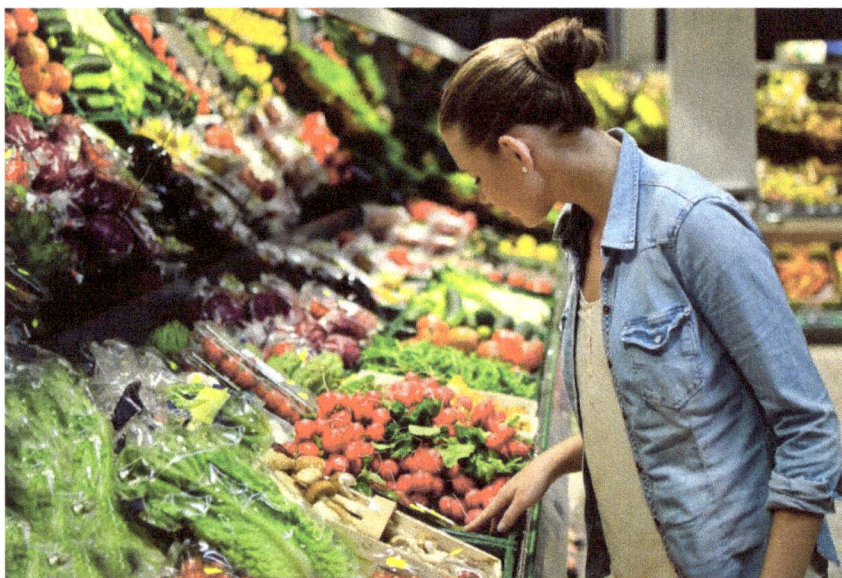

Accusato di ottimismo

"Qualunque cosa la mente possa concepire e credere, la mente può ottenere" - (Hill, 1937).

Inizia il tuo nuovo stile di vita a digiuno intermittente con una nota ottimistica. Entra nella dieta completamente carico e pronto per iniziare. Psicologicamente te stesso ed entusiasticamente pensa a questo cambiamento come andare in vacanza dal vecchio te e abbraccia questo viaggio che hai intrapreso.

Se credi di poterlo fare, lo farai. Continua a spingere nei giorni difficili, goditi i bei giorni e perdona gli errori. Alla fine, vivrai più giorni buoni che cattivi finché non avrai cambiato completamente il tuo stile di vita e ne raccoglierai i frutti.

Conclusione

Il digiuno intermittente può essere molto impegnativo all'inizio, ma se riesci a superare le poche volte e rispettarlo, è immensamente gratificante.

Non arrenderti se ritieni che il piano di digiuno che hai scelto sia troppo per te. Chiedi al tuo consulente medico di aiutarti a modificare il tuo piano attuale o provarne un altro. Non tutti sono adatti a ogni piano. Potresti scoprire che devi provarne uno o due prima di sentirti a tuo agio.

Non devi immergerti subito nell'adattare le tue abitudini alimentari e provare il digiuno intermittente tutto in una volta. Inizia a digiunare, mangiando normalmente ma riducendo e gradualmente cambia la scelta del cibo man mano che ti senti più a tuo agio con il digiuno.

Il trucco è trovare il tuo equilibrio, un passo alla volta se devi, purché tu stia lavorando al tuo obiettivo finale. Quanto tempo ci vuole per arrivarci dipende interamente da te. Non pensare di dover precipitarti dentro. Stabilisci obiettivi realistici raggiungibili con cui ti senti a tuo agio al cento per cento, altrimenti la tua dieta a digiuno intermittente non funzionerà.

Questo è un cambiamento nello stile di vita, non una dieta di moda che provi per alcuni giorni o settimane e poi dimentichi perché è diventato banale o troppo impegnativo. Questa è una dieta e uno stile di vita a cui devi impegnarti che non solo ti aiuterà a perdere peso, ma sarà benefico per la tua salute. Non c'è niente di sbagliato nell'attendersi; non è una gara e devi ricordarti che lo stai facendo per te!

Complimenti per la tua decisione di scegliere di provare il digiuno intermittente e tutto il meglio che questa dieta può darti.

Puoi farlo - hai questo LIBRO!

Riferimenti

9 modi per mangiare pulito. (2018, 22 febbraio). Estratto da https://www.webmd.com/diet/ss/slideshow-how-to-eat-clean

Anapanasati. (nd). [File PDF] Estratto da http://www.buddhanet.net/pdf_file/anapanasati.pdf

Arguin, H., Dionne, IJ, Sénéchal, M., Bouchard, DR, Carpentier, AC, Ardilouze, J.-L.,... Brochu, M. (2012, agosto). Effetti a breve e lungo termine degli approcci dietetici restrittivi continui rispetto a quelli intermittenti sulla composizione corporea e sul profilo metabolico nelle donne in postmenopausa in sovrappeso e obese: uno studio pilota. Estratto da https://www.ncbi.nlm.nih.gov/pubmed/22735163 Barna, M. (2019, 2 gennaio). La scienza dietro le diete a digiuno. Estratto da https://www.discovermagazine.com/health/fasting-may-be-more-than-a-fad-diet

Barnosky, A., Hoddy, K., Unterman, T. & Varady, K. (2014, 1 ottobre). Digiuno intermittente vs restrizione calorica giornaliera per la prevenzione del diabete di tipo 2: una revisione dei risultati umani. Estratto da https://www.sciencedirect.com/science/article/pii/S19 3152441400200X

Benefici del digiuno intermittente per le donne sopra i 50 anni (2019, 3 settembre). Estratto da https://primewomen.com/health/nutrition/benefits-of-intermittent-fasting-for-women-over-50/

Catterjee, S. (2016, 01 gennaio). Capitolo due - Stress ossidativo, infiammazione e malattia. Estratto da https://www.sciencedirect.com/science/article/pii/B9780128032695000024

Cole, W. (2017, 9 novembre). L'impatto che il digiuno intermittente può avere su tutti i tuoi ormoni. Estratto da https://drwillcole.com/the-impact-intermittent-fasting-can-have-on-all-your-hormones/

Cronkleton, E. (2018, 15 agosto). Prendendo un respiro migliore. Estratto da https://www.healthline.com/health/how-to-breathe

Dierks, T. (nd). Ricerca psichiatrica: Neuroimaging. Estratto da https://www.journals.elsevier.com/psychiatry-research-neuroimaging/

Effetti differenziali del digiuno a giorni alterni rispetto alla restrizione calorica giornaliera sulla resistenza all'insulina. (2019, 27 settembre). Estratto da https://www.ncbi.nlm.nih.gov/pubmed/31328895

Digiuno: una storia Parte 1. (nd). Estratto da https://thefastingmethod.com/fasting-a-history-part-i/

Digiuno e meditazione: tutto ciò che devi sapere. Estratto da https://kenshoway.com/meditation/fasting-meditation-everything-you-need-to-know

Gunnars, K. (2018, 25 luglio). Digiuno intermittente 101 - La guida definitiva per principianti. Estratto da https://www.healthline.com/nutrition/intermittent-fasting-guide

Hill, N. (1937). *Pensa e diventa ricco* (1937 ed.). Wise, Virginia: Napoleon Hill Foundation.

Ormoni con l'avanzare dell'età. (nd). Estratto da https://www.rush.edu/health-wellness/discover-health/hormones-you-age

LaBier, D. (2015, 10 febbraio). Come la meditazione cambia la struttura del tuo cervello. Estratto da https://www.psychologytoday.com/us/blog/the-new-resilience/201502/how-meditation-changes-the-structure-your-brain

Holzel, BK, CArmody, J., Vangel, M., Congleton, C., Yerramsetti, SM, Gard, T., Lazar, SW (30 gennaio 2011). La pratica della consapevolezza porta ad un aumento della densità della materia grigia cerebrale regionale. *Ricerca psichiatrica: Neuroimaging* . Vol 191 (1) p36-43. Estratto da https://www.sciencedirect.com/science/article/abs/pii/S092549271000288X

Papconstantinou, J. (2019, 4 novembre). Il ruolo delle vie di segnalazione dell'infiammazione e dello stress ossidativo nello sviluppo della senescenza e dei fenotipi dell'invecchiamento nelle malattie cardiovascolari. Estratto da https://www.mdpi.com/2073-4409/8/11/1383

Rupasinghe, V. (2016, 22 settembre). *Medicina ossidativa e longevità cellulare* [File PDF]. Estratto da https://www.hindawi.com/journals/omcl/2016/743279 7/

Shah, A. (nd). Il digiuno intermittente può curare l'intestino e calmare l'infiammazione. Ecco esattamente come farlo. Estratto da https://www.mindbodygreen.com/0-28912/intermittent-fasting-can-heal-your-gut-calm-inflammation-heres-exactly-how-to-it.html

I benefici per la salute del Tai Chi. (2019, 20 agosto). Estratto da https://www.health.harvard.edu/staying-healthy/the-health-benefits-of-tai-chi

Valter, D. & Mattson, P. (2014, 4 febbraio). Digiuno: meccanismi molecolari e applicazioni cliniche. Estratto da https://www.ncbi.nlm.nih.gov/pmc/articles/PMC3946160/

Quando la scienza incontra la consapevolezza. (nd). Estratto da https://news.harvard.edu/gazette/story/2018/04/harv ard-researchers-study-how-mindfulness-may-change-the-brain-in-depressed-patients/

www.ingramcontent.com/pod-product-compliance
Lightning Source LLC
Chambersburg PA
CBHW050723030426
42336CB00012B/1396